MEIN KIND IST AUTISTISCH -WIE KANN ICH HELFEN?

Praktische Strategien, um Ihr autistisches Kind zu fördern

Tiina Hoddy

© Copyright Tiina Hoddy 2024 - Alle Rechte vorbehalten. Der Inhalt dieses Buches darf ohne ausdrückliche schriftliche Genehmigung der Autorin oder des Verlags weder reproduziert, dupliziert noch übertragen werden. Unter keinen Umständen können der Verlag oder die Autorin für Schäden, Wiedergutmachungen oder finanzielle Verluste, die durch die in diesem Buch enthaltenen Informationen direkt oder indirekt entstehen, haftbar gemacht werden. Sie sind für Ihre eigenen Entscheidungen, Handlungen und Ergebnisse verantwortlich.

Rechtlicher Hinweis:
Dieses Buch ist urheberrechtlich geschützt. Es ist ausschließlich für den persönlichen Gebrauch bestimmt. Sie dürfen keine Teile des Inhalts dieses Buches ändern, verbreiten, verkaufen, verwenden, zitieren oder paraphrasieren, ohne die Zustimmung der Autorin oder des Verlags einzuholen.

Haftungsausschluss:
Bitte beachten Sie, dass die in diesem Dokument enthaltenen Informationen ausschließlich zu Bildungs- und Unterhaltungszwecken dienen. Es wurde alles unternommen, um genaue, aktuelle, zuverlässige und vollständige Informationen bereitzustellen. Es werden jedoch keinerlei Garantien jeglicher Art abgegeben oder impliziert. Die Leser erkennen an, dass die Autorin keine rechtlichen, finanziellen, medizinischen oder

professionellen Beratungsdienste anbietet. Die Inhalte dieses Buches stammen aus verschiedenen Quellen. Bitte konsultieren Sie eine lizenzierte Fachkraft, bevor Sie Techniken anwenden, die in diesem Buch beschrieben werden.

Mit dem Lesen dieses Dokuments erklärt der Leser sich einverstanden, dass die Autorin unter keinen Umständen für direkte oder indirekte Verluste haftbar gemacht werden kann, die aus der Nutzung der in diesem Dokument enthaltenen Informationen resultieren, einschließlich, aber nicht beschränkt auf — Fehler, Auslassungen oder Ungenauigkeiten.

Inhaltsverzeichnis

Über die Autorin: Tiina Hoddy 9
EINFÜHRUNG 12
KAPITEL 1: DIE WELT IHRES KINDES VERSTEHEN 16
   1.1 Das autistische Erleben entschlüsseln 16
   1.2 Die Bedeutung der Neurodiversität 19
   1.3 Sensorische Verarbeitung: Den Umgang mit Reizüberflutung meistern 21
   1.4 Besondere Interessen: Leidenschaftliche Hobbys annehmen 25
KAPITEL 2: EFFEKTIVE KOMMUNIKATION AUFBAUEN 40
   2.1 Interaktives Element: Einen personalisierten visuellen Zeitplan erstellen 44
   2.2 Sozialgeschichten: Vorbereitung auf neue Erfahrungen .. 45
   2.3 Die Kraft der nonverbalen Kommunikation 49
   2.4 Zuhörfähigkeiten entwickeln für bessere Interaktionen .. 52
KAPITEL 3: PRAKTISCHE ERZIEHUNGSSTRATEGIEN 56
   3.1 Tagesroutinen für Erfolg strukturieren 56
   3.2 Visuelles Element: Checkliste für die Tagesroutine 59
   3.3 Übergänge reibungslos gestalten 60
   3.4 Interaktives Element: Übung für Übergänge 63
   3.5 Eine sensorisch freundliche häusliche Umgebung schaffen 64
   3.6 Positive Verstärkung: Erwünschtes Verhalten fördern 67
   3.7 Spielen individuell gestalten, um die Entwicklung zu fördern 70
KAPITEL 4: EMOTIONALE UND SOZIALE ENTWICKLUNG 75

4.1 Interaktives Element: Ein Gefühlsjournal erstellen 79

4.2 Empathie und Verständnis fördern 80

4.3 Interaktives Element: Übung zur Reflexion über Empathie 84

4.4 Soziale Interaktionen und Freundschaften fördern 85

4.5 Mobbing angehen: Ihr Kind und sich selbst stärken 89

KAPITEL 5: INTERESSENVERTRETUNG UND BEFÄHIGUNG 94

5.1 Interaktives Element: Checkliste zur Vorbereitung auf ein IEP-Treffen 98

5.2 Effektive Kommunikation mit Lehrkräften 99

5.3 Das Schulsystem mit Zuversicht navigieren 102

KAPITEL 6: UMGANG MIT HERAUSFORDERNDEM VERHALTEN 113

6.1 Interaktives Element: Erstellen eines Verhaltensprotokolls 116

6.2 Umgang mit Meltdowns: Strategien für Ruhe 117

6.3 Positive Behavior Supports (PBS) umsetzen 120

6.4 Strategien an individuelle Bedürfnisse anpassen 124

KAPITEL 7: FAMILIENDYNAMIK UND UNTERSTÜTZUNG 129

7.1 Interaktive Aktivität: Reflexionsjournal für Geschwister 132

7.2 Co-Parenting-Strategien für Konsistenz 133

7.4 Stress bewältigen und Burnout vorbeugen 140

KAPITEL 8: SELBSTFÜRSORGE UND EMOTIONALES WOHLBEFINDEN 145

8.1 Interaktives Element: Selbstfürsorge-Reflexionsübung .. 147

8.2 Die Balance finden: Elternschaft und persönliches Leben 148

8.3 Mit Stress und Angst umgehen 152

8.4 Aufbau einer unterstützenden Gemeinschaft für sich selbst 155

KAPITEL 9: LANGFRISTIGE PLANUNG UND WACHSTUM 160

9.1 Interaktives Element: Unabhängigkeits-Zielchart 163

9.2 Vorbereitung auf das Erwachsenenalter: Lebenskompetenzen 164

9.3 Das Lehren von Selbstvertretungsfähigkeiten 167

9.4 Die Rolle von Therapie und Interventionen 171

KAPITEL 10: ERZÄHLEN ALS WERKZEUG FÜR VERBINDUNG UND WACHSTUM 176

10.1 Warum Erzählen für autistische Kinder funktioniert 176

10.2 Erzähltechniken für autistische Kinder 178

10.3 Tipps für beruhigendes und sensorisch freundliches Geschichtenerzählen 181

10.4 Vorteile des Geschichtenerzählens für autistische Kinder 183

10.5 Geschichtenerzählen als Bindungserfahrung 184

KAPITEL 11: RESSOURCEN UND WEITERFÜHRENDE LERNMÖGLICHKEITEN 186

11.1 Visuelles Element: Ressourcen-Checkliste 188

11.2 Bücher, Webseiten und Tools für kontinuierliches Lernen 189

11.3 Online-Communities und Selbsthilfegruppen 191

11.4 Workshops und Seminare für Eltern 193

11.5 Zusammenarbeit mit Autismus-Advocacy-Organisationen 195

11.6 Übungen zur persönlichen Weiterentwicklung für Eltern 197

11.7 Reflexionsfragen für ein tieferes Verständnis 199

11.8 Schreibanregungen für persönliche Einsichten 200

11.9 Interaktive Werkzeuge für die Familienbindung 203

SCHLUSSWORT 207

Weiterführende Literatur und Links 211

Über die Autorin: Tiina Hoddy

Tiina Hoddys Reise in der Bildung und Kinderentwicklung begann mit ihrer Ausbildung zur Krankenschwester, gefolgt von einem Bachelor-Abschluss in Kleinkind- und Vorschulerziehung an der Universität Stockholm. Als Pflegeelternteil und Mutter von zwei erwachsenen Kindern sowie stolze Großmutter von zwei geliebten Enkelinnen hat Tiina ihr Leben der Förderung und Bildung von Kindern gewidmet.

Mit langjähriger Berufserfahrung in Kindergärten und Schulen konzentrierte sich Tiina darauf, autistische Kinder durch personalisierte Bildungspläne zu unterstützen, ihre Fortschritte zu verfolgen und ihr Wohlbefinden sicherzustellen. Sie absolvierte zahlreiche spezialisierte Kurse, wie zum Beispiel Sensorische Integration, angetrieben von ihrer unstillbaren Lernfreude und ihrem tiefen Engagement für die Kinderentwicklung. Ihre Leidenschaft fürs Unterrichten inspirierte sie dazu, eine eigene englischsprachige Spielschule in Finnland zu gründen, in der das Spiel der Grundstein für den Spracherwerb war – eine Praxis, die von ihrer eigenen zweisprachigen Erziehung als englische Muttersprachlerin, geboren in London, geprägt wurde.

Heute lebt Tiina in Großbritannien und arbeitet unabhängig. Sie teilt ihre reichen Unterrichtserfahrungen und praktischen Einblicke durch ihre schriftstellerische Tätigkeit. In ihrem Buch *Mein Kind ist autistisch – Wie kann ich helfen? Praktische Strategien, um Ihr autistisches Kind zu fördern* bietet sie mitfühlende, erfahrungsbasierte Ratschläge für Eltern und Pädagogen, die ihre autistischen Kinder besser verstehen und unterstützen möchten. Mit praktischen Strategien und einfühlsamen Tipps ist Tiinas Arbeit ein Lichtblick für diejenigen, die sich in der komplexen Aufgabe zurechtfinden müssen, autistische Kinder in einer sich ständig wandelnden Welt zu erziehen und zu unterrichten.

Anders, nicht weniger

Ich bin nicht wie du, und das ist okay,
Mein Geist funktioniert auf eine andere Weise.
Manchmal kämpfe ich, manchmal gedeihe ich,
Doch in meinem Herzen bin ich wirklich lebendig.

Ich sehe die Welt mit anderen Augen,
Farben und Klänge, die mich verzaubern.
Eine Welt voller Muster, Details und mehr,
Eine Symphonie, die andere oft übersehen.

Vielleicht spreche ich nicht gut deine Sprache,
Doch meine Gedanken und Träume verraten
Von einer Leidenschaft, tief in mir,
Einem Geist, den du nicht ignorieren kannst.

Also, umarme meine Andersartigkeit, stoß mich nicht fort,
Denn in meiner Einzigartigkeit sage ich stolz:
Auch wenn ich anders bin, nicht wie der Rest,
Bin ich nicht weniger, ich bin einfach gesegnet.

"Anders, nicht weniger" von Temple Grandin

(Aus dem Englischen übersetzt)

EINFÜHRUNG

Vor ein paar Jahren fand ich mich in einem kleinen Raum mit einer Gruppe von Eltern wieder. Sie waren besorgt, hoffnungsvoll und bereit, mehr zu verstehen. Ihre Kinder hatten gerade die Diagnose Autismus erhalten, und sie suchten nach Antworten. Ich beobachtete, wie sie Geschichten teilten, jede einzelne gefüllt mit Liebe und Entschlossenheit. Eine Mutter sprach über ihren Sohn, einen Jungen mit strahlenden Augen, der Freude im Rhythmus eines Trommelschlags fand. Ein anderer Elternteil erzählte, wie seine Tochter, die selten sprach, vor Freude strahlte, wenn sie bunte Bildkarten sah. Diese Geschichten berührten mich zutiefst. Sie erinnerten mich an das Potenzial, das in jedem Kind steckt, und an die einzigartigen Wege, auf denen sie sich mit der Welt verbinden.

Dieses Buch ist aus solchen Momenten der Verbindung entstanden. Mein Ziel ist einfach: Ich möchte Ihnen praktische Strategien und Erkenntnisse an die Hand geben, um Ihr autistisches Kind zu unterstützen. Wir werden die Kraft von Musik, Spiel und visuellen Hilfsmitteln als Werkzeuge für emotionales und entwicklungsbezogenes Wachstum erkunden. Diese Methoden sind nicht nur wirksam; sie sind auch Möglichkeiten, die einzigartigen Stärken Ihres Kindes zu feiern.

Meine Vision für dieses Buch ist es, die Kluft zwischen klinischem Wissen und der Anwendung im Alltag zu überbrücken. Ich möchte Ihnen die Informationen zugänglich und umsetzbar machen. Das Verständnis von Autismus kann zu tieferen Verbindungen innerhalb Ihrer Familie führen. Es kann Ihre Sicht auf die Welt Ihres Kindes verändern und Ihnen helfen, ein förderndes Umfeld zu schaffen, das die Individualität Ihres Kindes wertschätzt.

Die Hauptzielgruppe dieses Buches sind Sie, die Eltern eines autistischen Kindes. Egal, ob Ihr Kind gerade erst diagnostiziert wurde oder Sie diesen Weg schon länger gehen, dieses Buch könnte Ihnen auf irgendeine Weise helfen. Ich möchte die häufigsten Herausforderungen und Fragen ansprechen, die Sie möglicherweise haben. Die in diesem Buch geteilten Erfahrungen sind vielfältig, damit Sie etwas finden, das zu Ihrer eigenen Reise passt.

Wir werden zentrale Themen wie Neurodiversität, Akzeptanz, Interessenvertretung und praktische Erziehungsstrategien behandeln. Diese Themen bereiten Sie auf den Ansatz dieses Buches vor – einen Ansatz, der umfassend ist und dennoch in den Alltag eingebettet bleibt. Sie werden Werkzeuge und Einsichten finden, die Sie befähigen, Ihr Kind wirksam zu unterstützen.

Lassen Sie mich Ihnen ein wenig über mich erzählen. Ich brenne dafür, Eltern dabei zu helfen, die

Herausforderungen der Erziehung eines autistischen Kindes zu meistern. Mein Hintergrund umfasst einen Bachelor-Abschluss in Kleinkind- und Vorschulerziehung von der Universität Stockholm sowie einen Abschluss in Krankenpflege, bevor ich mich auf das Unterrichten von Kindern spezialisiert habe. Jahrzehntelang arbeitete ich in Kindergärten und Spielgruppen sowie mit autistischen Kindern. Ich habe aus erster Hand erlebt, welche unglaublichen Fortschritte mit der richtigen Unterstützung und dem richtigen Verständnis möglich sind. Diese Erfahrung treibt mein Engagement an, Ihnen die Anleitung zu geben, die Sie brauchen. Ich habe zudem Zertifikate für Kurse wie „Arbeiten mit Eltern", „Sprachimmersion" und grundlegende Gebärdensprache erworben.

Während Sie dieses Buch lesen, ermutige ich Sie, sich mit dem Inhalt auseinanderzusetzen. Wenden Sie die Erkenntnisse auf Ihre eigene Erziehungsreise an. Ich hoffe, dass dieses Buch für Sie eine wertvolle Ressource und eine Quelle der Inspiration wird. Gemeinsam können wir eine Welt schaffen, in der die einzigartigen Fähigkeiten Ihres Kindes gefeiert und unterstützt werden.

Da sich viele Themen überschneiden, kann es zu Wiederholungen kommen. Da dieses Buch jedoch als Leitfaden gedacht ist, ist das erneute Aufgreifen von Schlüsselthemen in relevanten Kapiteln von Vorteil. Das Hauptziel dieses Buches ist es, Sie mit Wissen und

Werkzeugen zu stärken. Ich möchte Ihnen helfen, Ihr autistisches Kind effektiv zu unterstützen. Dadurch schaffen Sie ein förderndes Umfeld, das Neurodiversität feiert und eine tiefere Verbindung innerhalb Ihrer Familie fördert.

Lassen Sie uns gemeinsam diese Reise antreten. Der Weg mag Herausforderungen mit sich bringen, doch er ist auch voller Chancen für Wachstum und Verständnis.

KAPITEL 1: Die Welt Ihres Kindes Verstehen

Jeder Elternteil eines autistischen Kindes erinnert sich an den Tag der Diagnose. Es ist ein Moment voller Fragen, Unsicherheiten und dem Wunsch nach Verständnis. Ich erinnere mich an ein Gespräch mit einem Vater, der eine einfache, aber tiefgreifende Erkenntnis teilte: „Mein Kind passt nicht in eine Schublade, und das ist in Ordnung." Es war ein Moment der Klarheit, der ihn und viele andere berührte – die Anerkennung der Einzigartigkeit jedes Kindes. Er erzählte, wie seine Tochter, fasziniert von den filigranen Mustern der Blätter, stundenlang in ihrem Garten verbringen konnte, völlig vertieft in ihre eigene Welt. Das war nicht nur Spiel; es war ihre Art, die Welt zu verarbeiten und mit ihrer Umgebung zu interagieren.

1.1 Das autistische Erleben entschlüsseln

Autismus ist ein Spektrum – ein vielfältiges und komplexes Netz von Merkmalen, die sich bei jedem Individuum unterschiedlich zeigen. Kein Kind im Spektrum hat die gleiche Erfahrung, was jede Reise sowohl herausfordernd als auch bereichernd macht. Einige Kinder finden Trost in sich wiederholenden Geräuschen oder Bewegungen, während andere Ruhe in einem schwach beleuchteten Raum suchen. Diese Variabilität zeigt sich auch bei den sensorischen Erfahrungen: Manche Kinder empfinden bestimmte Texturen als beruhigend, während andere sie als überwältigend wahrnehmen. Auch die Kommunikationsstile variieren: Ein Kind drückt Freude vielleicht durch ein vertrautes Lied aus, während ein anderes Gesten oder Bildkarten verwendet, um seine Bedürfnisse zu vermitteln.

Zu den häufig mit Autismus verbundenen Merkmalen gehören eine bemerkenswerte Liebe zum Detail und eine Vorliebe für Routinen. Diese Eigenschaften, die manchmal als Hindernisse wahrgenommen werden, können auch außergewöhnliche Stärken sein. Kinder im Autismus-Spektrum können eine beeindruckende Fähigkeit zur Konzentration besitzen, was sie dazu befähigt, tief in Themen einzutauchen, für die sie sich begeistern. Diese intensive Fokussierung führt oft zu beeindruckenden Problemlösungsfähigkeiten, da sie Muster und Verbindungen erkennen, die anderen entgehen. Zum Beispiel könnte ein Kind, das von Zahlen fasziniert ist, in Mathematik glänzen und Lösungen sehen, wo andere nur Verwirrung empfinden.

Zu verstehen, wie autistische Individuen Informationen anders verarbeiten, ist der Schlüssel, um ihr Wachstum zu fördern. Ihre einzigartigen kognitiven Prozesse können zu innovativen Problemlösungsmethoden führen. Sie könnten ein Puzzle nicht lösen, indem sie das Bild auf der Schachtel verfolgen, sondern indem sie die Form und Farbe jedes einzelnen Teils erkennen und sie auf eine Weise zusammenfügen, die für sie perfekt Sinn ergibt. Diese Fähigkeit, außerhalb des konventionellen Rahmens zu denken, ist nicht nur ein Unterschied – es ist ein Geschenk, das zu bahnbrechenden Einsichten und Leistungen führen kann.

Die Bedeutung des Verständnisses dieser individuellen Unterschiede kann nicht genug betont werden. Jedes Kind hat seine eigenen Stärken und Herausforderungen, und diese zu erkennen, kann ein Umfeld der Akzeptanz und Wertschätzung fördern. Wenn wir diese Unterschiede annehmen, öffnen wir die Tür zu tieferen Verbindungen und einem besseren Verständnis. Eine Mutter erzählte mir einmal, wie ihr Sohn sie lehrte, die Welt mit neuen Augen zu sehen, die Schönheit in kleinen Details zu erkennen, die sie zuvor übersehen hatte. Dieser Perspektivwechsel stärkte nicht nur ihre Beziehung, sondern bereicherte auch ihr eigenes Leben.

Reflexionsabschnitt: Einzigartigkeit annehmen

Denken Sie über die einzigartigen Eigenschaften und Stärken Ihres Kindes nach. Überlegen Sie, wie diese Qualitäten gefördert und gefeiert werden können. Welche Aktivitäten oder Umgebungen helfen Ihrem Kind, sich zu entfalten? Wenn Sie sich die Zeit nehmen, ihre Welt zu beobachten und zu schätzen, können Sie Ihre Verbindung vertiefen und neue Wege für Wachstum entdecken.

1.2 Die Bedeutung der Neurodiversität

Neurodiversität ist ein Begriff, der die Bandbreite der Unterschiede in der Gehirnfunktion und im Verhalten von Individuen beschreibt und diese als Teil der normalen menschlichen Vielfalt betrachtet. Er stellt die traditionelle Sichtweise in Frage, die diese Unterschiede als Defizite ansieht, die korrigiert werden müssen. Stattdessen umfasst Neurodiversität diese Variationen als natürlichen und wertvollen Bestandteil der menschlichen Vielfalt. Dieser Ansatz ermutigt uns, neurologische Unterschiede wie Autismus als Stärken zu betrachten, die zur Vielfalt und zum Reichtum unserer Gemeinschaften beitragen. Durch die Förderung von Akzeptanz und Inklusion plädiert die Neurodiversität für einen Perspektivwechsel in der Art und Weise, wie wir mit Menschen umgehen, deren Denken sich von der Mehrheit unterscheidet.

Die Vorteile einer neurodiversen Perspektive sind tiefgreifend. Wenn wir unterschiedliche Denkweisen anerkennen und wertschätzen, öffnen wir die Tür zu Kreativität und Innovation. Bereiche wie Wissenschaft, Technologie, Ingenieurwesen und Mathematik (oft als MINT bezeichnet) wurden von Individuen bereichert, die außerhalb der üblichen Denkmuster denken. Betrachten Sie die Fortschritte in Technologie und Kunst, die von Menschen vorangetrieben wurden, die die Welt auf einzigartige Weise sehen. Diese Vielfalt im Denken führt zu Durchbrüchen, die in einer homogenen Umgebung möglicherweise übersehen würden. Neurodiversität anzunehmen bedeutet, neue Ideen und Perspektiven willkommen zu heißen und so fruchtbaren Boden für Innovation und Fortschritt zu schaffen.

In den letzten Jahren hat sich die Sichtweise von defizitbasierten Modellen hin zu stärkenbasierten Ansätzen bei der Unterstützung von neurodiversen Individuen deutlich verändert. Anstatt sich auf das zu konzentrieren, was jemand möglicherweise nicht kann, hebt dieser Ansatz ihre Fähigkeiten und Beiträge hervor. Es geht darum, das Potenzial zu sehen und Erfolge zu feiern. Es gibt zahlreiche Beispiele erfolgreicher neurodiverser Persönlichkeiten, die bemerkenswerte Beiträge zur Gesellschaft geleistet haben. Figuren wie Temple Grandin haben mit ihren einzigartigen Einsichten ganze Branchen revolutioniert, und ihre Geschichten inspirieren uns, neu zu denken, was möglich ist, wenn wir vielfältige Talente unterstützen und fördern.

Für Eltern kann die Akzeptanz von Neurodiversität im Familienleben die Art und Weise verändern, wie sie mit ihren Kindern interagieren. Es beginnt mit der Schaffung eines inklusiven Umfelds zu Hause, in dem Unterschiede gefeiert und nicht nur toleriert werden. Dies umfasst

Familienaktivitäten, die die einzigartigen Stärken und Interessen jedes Mitglieds hervorheben und wertschätzen. Beispielsweise kann ein Familien-Spieleabend mit Aktivitäten, die unterschiedliche Fähigkeiten ansprechen, eine wunderbare Möglichkeit sein, alle zusammenzubringen. Offene Gespräche über individuelle Vorlieben und Talente können Kindern helfen, sich wertgeschätzt und verstanden zu fühlen, und schaffen eine Grundlage für Akzeptanz und Vertrauen.

Praktischer Tipp: Unterschiede zu Hause feiern

Planen Sie jede Woche Zeit ein, um sich auf die Interessen eines Familienmitglieds zu konzentrieren. Das könnte so einfach sein wie ein Abend, an dem ein Lieblingsessen gekocht, ein bevorzugter Film geschaut oder ein Interesse durch ein kreatives Projekt erforscht wird. Indem Sie dies tun, würdigen und feiern Sie die vielfältigen Leidenschaften und Stärken innerhalb Ihrer Familie und schaffen ein Umfeld, in dem sich jeder gesehen und geschätzt fühlt. Diese Praxis stärkt nicht nur die familiären Bindungen, sondern vermittelt auch Inklusivität und Akzeptanz. Sie lehrt Kinder, dass alle Unterschiede es wert sind, gefeiert zu werden.

1.3 Sensorische Verarbeitung: Den Umgang mit Reizüberflutung meistern

Stellen Sie sich vor, Sie stehen auf einem belebten Stadtplatz: das ständige Summen von Stimmen, hupende

Autos und grelle Werbetafeln, die alle um Ihre Aufmerksamkeit konkurrieren. Für viele autistische Menschen können alltägliche Umgebungen ähnlich überwältigend sein. Unterschiede in der sensorischen Verarbeitung bedeuten, dass das Gehirn Sinneseindrücke auf einzigartige Weise verarbeitet, was oft zu dem führt, was wir als sensorische Überlastung bezeichnen.

Für manche äußert sich dies als Überempfindlichkeit, bei der Reize wie grelles Licht oder laute Geräusche übertrieben und unerträglich erscheinen. Ein einfaches fluoreszierendes Licht im Klassenzimmer kann so intensiv wie ein Scheinwerfer wirken und Unbehagen oder Schmerzen verursachen. Im Gegensatz dazu führt Unterempfindlichkeit dazu, dass Betroffene nach mehr Sinnesreizen suchen – sie könnten unterschiedliche Texturen ertasten wollen oder die Vibrationen lauter Musik genießen. Diese sensorischen Erfahrungen sind nicht nur Vorlieben; sie prägen die Art und Weise, wie autistische Menschen die Welt um sich herum wahrnehmen und navigieren.

Häufige sensorische Auslöser

Sensorische Auslöser können sehr unterschiedlich sein, umfassen jedoch oft alltägliche Reize, die viele Menschen übersehen. Grelle Lichter, wie sie in einem Einkaufszentrum vorkommen, können irritierend sein, während unerwartete laute Geräusche, etwa eine zuschlagende Tür, sofortigen Stress auslösen können. Sogar subtile Empfindungen, wie die Textur bestimmter Stoffe oder das Summen einer Klimaanlage, können überwältigend sein. Diese Auslöser können den Alltag erheblich beeinträchtigen und einfache Aufgaben zu großen Herausforderungen machen. Ein einfacher Einkauf im Supermarkt kann aufgrund der Kakophonie von Geräuschen und der belebten Atmosphäre unüberwindbar erscheinen.

Es ist entscheidend, diese Auslöser zu erkennen, da ihr Verständnis die Entwicklung von Strategien ermöglicht, die sensorische Überlastung reduzieren.

Strategien zur Bewältigung von sensorischem Stress

Praktische Lösungen können bei der Bewältigung von sensorischem Stress äußerst hilfreich sein. Eine effektive Methode ist die Verwendung von geräuschunterdrückenden Kopfhörern, die durch das Schaffen eines ruhigen Rückzugsorts mitten im Chaos Erleichterung von akustischen Reizen bieten können. Diese Kopfhörer können bei einem lauten Familienessen oder einer belebten öffentlichen Veranstaltung ein wahrer Lebensretter sein.

Die Schaffung eines sensorisch freundlichen Raums zu Hause ist eine weitere wichtige Strategie. Dabei wird ein Bereich gestaltet, in dem die Reize kontrolliert und vorhersehbar sind, sodass er Schutz vor der Unvorhersehbarkeit der Außenwelt bietet. Weiches Licht, beruhigende Farben und vertraute Gegenstände können einen Raum in einen Zufluchtsort der Sicherheit und des Komforts verwandeln. Dieser Ort kann als Rückzugsraum bei sensorischer Überlastung dienen und ein konsistentes, beruhigendes Umfeld bieten, das Entspannung und Erholung ermöglicht.

Selbstregulationstechniken

Selbstregulationstechniken sind ebenso wichtig, um Kindern zu helfen, mit sensorischen Herausforderungen umzugehen. Einfache Atemübungen können ein Kind befähigen, inmitten des Chaos Ruhe zu finden. Techniken wie das Zählen der Atemzüge oder das Visualisieren eines friedlichen Ortes können als Anker dienen, wenn die Sinneseindrücke zu intensiv werden. Beruhigende Aktivitäten, wie die Verwendung einer gewichteten Decke oder rhythmische Bewegungen, können ebenfalls zur Selbstregulation beitragen.

Diese Methoden bieten ein Ventil für sensorische Überlastung und helfen der betroffenen Person, Kontrolle und Gelassenheit wiederzuerlangen. Die Förderung dieser Strategien stärkt die Unabhängigkeit und das Selbstbewusstsein, sodass autistische Kinder besser mit

Umgebungen umgehen können, die sonst feindlich erscheinen mögen.

Interaktives Element: Einen sensorisch freundlichen Raum schaffen

Überlegen Sie, in Ihrem Zuhause einen Bereich zu identifizieren, der an die sensorischen Bedürfnisse Ihres Kindes angepasst werden kann. Dies könnte eine Ecke eines Raumes mit weichen Kissen, gedämpftem Licht und beruhigenden Farben sein. Ermutigen Sie Ihr Kind, diesen Bereich mit Gegenständen zu personalisieren, die ihm Komfort bieten, wie Lieblingsspielzeug oder Bücher. Indem Sie Ihr Kind in diesen Prozess einbeziehen, schaffen Sie nicht nur eine maßgeschneiderte Umgebung, sondern befähigen es auch, die Kontrolle über seine sensorischen Erfahrungen zu übernehmen.

Dieser Raum sollte als Rückzugsort dienen, an dem sensorische Reize minimiert werden und Ihr Kind neue Kraft schöpfen und Ruhe finden kann.

1.4 Besondere Interessen: Leidenschaftliche Hobbys annehmen

Für viele autistische Menschen sind besondere Interessen weit mehr als nur Hobbys; sie sind ein wesentlicher Bestandteil ihrer Identität und eine Quelle der Freude. Diese Interessen können eine Vielzahl von Themen umfassen, von den Feinheiten von Fahrplänen bis hin zur Schönheit der Architektur. Die Intensität und Hingabe, mit der autistische Menschen sich ihren besonderen Interessen widmen, ist beeindruckend.

Diese Fokussierung ermöglicht es ihnen, tief in ihre gewählten Themen einzutauchen und oft ein außergewöhnliches Maß an Fachwissen zu erreichen. Für sie bedeutet das Eintauchen in diese Interessen nicht nur Freude, sondern auch Stabilität und Komfort in einer sich ständig verändernden Welt. Dieses intensive Engagement kann zu bemerkenswerter Kompetenzentwicklung und sogar zu Karrierechancen führen.

Ein Beispiel: Eine Person, die ihre Faszination für Zahlen in eine erfolgreiche Karriere im Finanzwesen verwandelt, oder jemand, der aus seiner Liebe zu Tieren eine erfüllende Rolle in der Tiermedizin macht. Diese Beispiele zeigen, wie die Förderung besonderer Interessen den Weg zu beruflichem Erfolg und persönlicher Erfüllung ebnen kann. Es geht darum, das Potenzial in diesen Leidenschaften zu erkennen und ihr Wachstum zu unterstützen.

Besondere Interessen in die Bildung integrieren

Die Integration besonderer Interessen in den Lernprozess kann die Bildung in eine fesselnde und lohnende Erfahrung verwandeln. Indem Bildungsaktivitäten an die Leidenschaften eines Kindes angepasst werden, wird das

Lernen zugänglicher und effektiver. Ein thematischer Ansatz kann beinhalten, Projekte rund um ein bestimmtes Interesse zu gestalten.

Zum Beispiel: Wenn ein Kind von der Raumfahrt fasziniert ist, könnten Sie Astronomie in den naturwissenschaftlichen Unterricht einbauen oder Literatur über Weltraumforschung erkunden. Solche Integrationen fördern nicht nur spezifisches Wissen, sondern auch eine Liebe zum Lernen, die über das Klassenzimmer hinausgeht. Diese Projekte können praktische Erfahrungen bieten, die sowohl lehrreich als auch unterhaltsam sind und die Interessen des Kindes mit akademischen Zielen verbinden.

Die Rolle der Eltern

Eltern spielen eine entscheidende Rolle dabei, die einzigartigen Leidenschaften ihres Kindes zu feiern. Indem sie aktiv an verwandten Aktivitäten oder Clubs teilnehmen, können Eltern ihre Unterstützung zeigen und die Begeisterung ihres Kindes teilen. Ob es darum geht, einem lokalen Robotik-Club beizutreten oder an einer Vogelbeobachtung teilzunehmen – diese gemeinsamen Erlebnisse stärken die Bindung zwischen Eltern und Kind.

Ermutigung und Teilnahme signalisieren dem Kind, dass seine Interessen geschätzt und respektiert werden. Diese Anerkennung kann sein Selbstbewusstsein stärken und es inspirieren, seine Leidenschaften mit Energie zu verfolgen.

Es geht darum, ein Umfeld zu schaffen, in dem die Interessen eines Kindes nicht nur gefördert, sondern als integraler Bestandteil seiner Persönlichkeit gefeiert werden.

Verhalten und Fortschritte verfolgen

Als Eltern kann es leicht passieren, dass man den Überblick über die Fortschritte und das Verhalten seines Kindes verliert. Notizen oder Diagramme können dabei unglaublich hilfreich sein. Diese Werkzeuge ermöglichen nicht nur die Überwachung von Kommunikation und Verhalten, sondern bieten auch eine visuelle Möglichkeit, die Erfolge des Kindes zu zeigen.

Eine praktische Methode ist die Farbcodierung: Grün für gutes Verhalten, Orange für akzeptables Verhalten und Rot für schwieriges Verhalten. Als Lehrerin habe ich bei Gesprächen mit Eltern über herausfordernde Tage immer mit einem positiven Abschluss geendet. Dieselbe Methode können Sie auch anwenden, wenn Sie mit Ihrem Kind über negatives Verhalten sprechen. Beenden Sie das Gespräch immer mit einer positiven Ermutigung, indem Sie betonen, was es gut gemacht hat.

Verwenden Sie Diagramme, um Ihrem Kind zu zeigen, was es erreichen kann. Wenn es anfangs nicht erfolgreich ist, sprechen Sie mit ihm darüber, wo es anfangen könnte oder wie es das Ziel anpassen kann, damit es ein Erfolgserlebnis hat. Niemand mag es, das Gefühl zu haben, ständig zu scheitern.

Sich selbst Anerkennung schenken

Es ist ebenso wichtig, dass Eltern die positiven Aspekte ihrer Unterstützung in den Fokus rücken. Reflektieren Sie über das Feedback, das Sie sich selbst geben, und erkennen Sie Ihre Bemühungen und Erfolge an. Selbst kleine Erfolge zu feiern, kann einen großen Unterschied machen – sowohl für Sie als auch für Ihr Kind.

Eine inspirierende Erfahrung

Als Pflegeelternteil hatte ich das Privileg, alle zwei Wochen ein 6-jähriges Mädchen in unser Zuhause aufzunehmen, um ihren Eltern und Geschwistern eine dringend benötigte Pause zu ermöglichen. Besonders die Mutter war erschöpft. Sie vertraute mir an, dass sie sich schuldig fühlte, eine Auszeit von ihrem sehr aktiven und oft destruktiven Kind zu wollen. Ich versicherte ihr, dass es mutig sei, um Hilfe zu bitten, und erinnerte sie daran, dass sie nicht in der Lage wäre, ihre Kinder so gut zu versorgen, wie sie es wollte, wenn sie zu erschöpft sei.

Interessanterweise saß dieses kleine Mädchen bei uns stundenlang ruhig da, völlig vertieft in das Spielen mit Playmobil – alte Spielsachen, die einst meinen eigenen Kindern gehörten. Es war bemerkenswert, sie so ruhig und konzentriert zu sehen. Als ihre Eltern sie abholten, waren sie erstaunt. Sie konnten nicht glauben, wie ausgeglichen und zufrieden ihre normalerweise rastlose Tochter war.

Diagramm-Ideen für Struktur, Vorhersehbarkeit und visuelle Unterstützung

Hier sind einige Ideen für Diagramme, die Struktur, Vorhersehbarkeit und visuelle Hinweise bieten. Sie unterstützen die Kommunikation, den Aufbau von Routinen und das Verhaltenstraining.

1. Visuelle Zeitpläne

Diese Diagramme stellen Tagesabläufe mit Bildern oder Symbolen dar und helfen Kindern, zu verstehen, was sie erwartet, wodurch Ängste reduziert werden.

Zweck: Den Tagesablauf oder spezifische Aktivitäten klar und vorhersehbar darstellen.

Vorteil: Reduzierung von Ängsten durch die Darstellung der nächsten Schritte.

Beispiel: Ein Morgenroutine-Diagramm mit Bildern für Aufstehen, Zähneputzen, Anziehen und Frühstücken.

2. Erst-Dann-Diagramme

Ein Werkzeug, das eine Abfolge von Aktivitäten zeigt und Kinder motiviert, indem eine weniger bevorzugte Aufgabe mit einer bevorzugten Aktivität verknüpft wird.

Zweck: Motivation durch die Aussicht auf eine bevorzugte Aktivität nach Abschluss einer Aufgabe.

Vorteil: Förderung des Aufgabenabschlusses und Unterstützung bei Übergängen.

Beispiel: „Erst Spielzeug aufräumen, dann mit dem Tablet spielen."

3. Diagramme zur Emotionsregulation

Diese Diagramme helfen Kindern, ihre Emotionen visuell zu identifizieren und auszudrücken, was das emotionale Bewusstsein und die Selbstregulation unterstützt.

Zweck: Unterstützung bei der Identifikation und dem Ausdruck von Emotionen.

Vorteil: Förderung des emotionalen Bewusstseins und der Selbstregulation.

Beispiel: Ein Diagramm mit Gesichtern, die verschiedene Emotionen (glücklich, traurig, wütend, ruhig) zeigen, auf die das Kind zeigen kann, um seine Gefühle auszudrücken.

4. Token-Economy-Diagramme

Ein Belohnungssystem, das Tokens verwendet, um positives Verhalten zu fördern, die später gegen eine gewünschte Belohnung eingetauscht werden können.

Zweck: Verstärkung von positivem Verhalten durch das Sammeln von Tokens für eine Belohnung.

Vorteil: Förderung von gewünschtem Verhalten durch eine visuelle Darstellung von Fortschritten.

Beispiel: Ein Stern-Diagramm, bei dem jedes für positives Verhalten verdiente Sternchen zu einer kleinen Belohnung führt, nachdem eine bestimmte Anzahl erreicht wurde.

5. Sensorische-Diät-Diagramme

Diese organisieren sensorische Aktivitäten über den Tag hinweg, um sicherzustellen, dass Kinder die richtige Menge an sensorischen Reizen erhalten, um ausgeglichen und konzentriert zu bleiben.

Zweck: Organisation sensorischer Aktivitäten über den Tag.

Vorteil: Verhinderung von Über- oder Unterstimulation durch Ausgleich der sensorischen Bedürfnisse.

Beispiel: Ein Diagramm mit geplanten sensorischen Pausen wie Trampolinspringen, Stressball-Drücken oder ruhiger Zeit mit geräuschunterdrückenden Kopfhörern.

6. Sozialgeschichten-Diagramme

Visuelle Erzählungen, die soziale Situationen oder neue Erfahrungen erklären und Kindern helfen, sich darauf vorzubereiten und zu verstehen, was sie erwartet.

Zweck: Visuelle Erklärung von sozialen Situationen oder neuen Erfahrungen.

Vorteil: Vorbereitung auf soziale Interaktionen oder neue Routinen durch Erklärung, was passiert und wie man reagiert.

Beispiel: Eine Geschichte mit Bildern und einfachem Text über den Arztbesuch, was passieren wird und wie man damit umgeht.

7. Aufgaben-Diagramme

Diese bieten eine visuelle Darstellung der täglichen oder wöchentlichen Verantwortlichkeiten, um Eigenständigkeit und die Teilnahme an Routinen zu fördern.

Zweck: Darstellung von täglichen oder wöchentlichen Aufgaben und Verantwortlichkeiten.

Vorteil: Förderung der Eigenständigkeit und Unterstützung beim Verständnis von Haushaltsroutinen.

Beispiel: Ein wöchentliches Diagramm mit Aufgaben wie den Tisch decken, Haustiere füttern oder Aufräumen.

8. Verhaltensmanagement-Diagramme

Werkzeuge zur Nachverfolgung von Verhalten und Identifikation von Mustern, die helfen, Auslöser zu verstehen und unterstützende Strategien zu entwickeln.

Zweck: Nachverfolgung von Verhalten und Identifikation von Mustern.

Vorteil: Unterstützung bei der Identifikation von Auslösern und Entwicklung von Strategien für positives Verhalten.

Beispiel: Ein Diagramm, das Vorfälle von Wutausbrüchen oder selbstberuhigendem Verhalten verfolgt, mit Angaben zu Zeit, Ort und möglichen Auslösern.

9. Kommunikationsdiagramme (PECS)

Picture Exchange Communication Systems ermöglichen es nicht-verbalen Kindern, ihre Bedürfnisse durch die Auswahl und Weitergabe von Bildern auszudrücken.

Zweck: Unterstützung der nonverbalen Kommunikation durch Bilder.

Vorteil: Verbesserung der Kommunikation durch eine Möglichkeit, Bedürfnisse und Wünsche auszudrücken.

Beispiel: Eine Tafel mit Bildern häufiger Anfragen wie „Getränk", „spielen" oder „Toilette", auf die das Kind zeigen oder die es den Eltern übergeben kann.

10. Task-Analyse-Diagramme

Diese zerlegen komplexe Aktivitäten in kleine, überschaubare Schritte, wodurch es einfacher wird, neue Fähigkeiten systematisch zu erlernen.

Zweck: Zerlegung komplexer Aufgaben in kleinere, machbare Schritte.

Vorteil: Erleichterung des Erlernens neuer Fähigkeiten durch Fokussierung auf einen Schritt nach dem anderen.

Beispiel: Ein Schritt-für-Schritt-Diagramm zum Händewaschen: Wasser anstellen, Hände nass machen, Seife auftragen, schrubben, abspülen und abtrocknen.

Visuelles Element: Diagramm zur Erforschung besonderer Interessen

Erstellen Sie ein Diagramm, das die besonderen Interessen Ihres Kindes abbildet und mögliche Aktivitäten sowie Lernmöglichkeiten zu jeder Leidenschaft aufzeigt. Dieses Diagramm kann als visueller Leitfaden dienen, um Wege zu finden, diese Interessen in den Alltag und das Lernen zu integrieren. Indem Sie die Verbindungen zwischen Interessen und Bildung klar darstellen, können Sie das Wachstum und die Entwicklung Ihres Kindes besser unterstützen und sicherstellen, dass seine Leidenschaften weiterhin gedeihen.

Das Erkennen und Annehmen besonderer Interessen geht über die bloße Unterstützung von Hobbys hinaus – es geht darum, ein Umfeld zu schaffen, in dem Ihr Kind aufblühen kann. Diese Leidenschaften bieten einen einzigartigen Einblick in ihre Welt und zeigen ihre Stärken und Potenziale. Wenn wir die Erkundung und

Auseinandersetzung mit diesen Interessen fördern, unterstützen wir nicht nur ihre Entwicklung, sondern ehren auch ihre Individualität. Dadurch schaffen wir Möglichkeiten, in denen sie sowohl jetzt als auch in der Zukunft Freude und Erfolg erleben können.

1.5 Meltdowns und Shutdowns verstehen

Im Alltag mit einem autistischen Kind werden Ihnen die Begriffe Meltdown (Zusammenbruch) und Shutdown (Rückzug) vertraut werden. Obwohl sie ähnlich erscheinen mögen, stellen sie unterschiedliche Reaktionen auf überwältigende Situationen dar.

Ein **Meltdown** ist eine intensive, oft emotionale Reaktion, bei der das Kind sein Unbehagen durch Weinen, Schreien oder andere sichtbare Verhaltensweisen ausdrückt. Diese Reaktion ist vergleichbar mit einem überkochenden Topf, bei dem sich Emotionen und Sinneseindrücke so lange aufbauen, bis sie überlaufen.

Ein **Shutdown** hingegen ist nach innen gerichtet. Das Kind zieht sich zurück, wird nicht ansprechbar oder zieht sich in sich selbst zurück, um der überwältigenden Reizüberflutung zu entkommen. Dies kann man sich wie einen Sicherungsschalter vorstellen, der umgelegt wird, wenn das System überlastet ist, was zu einem vorübergehenden Stopp der äußeren Reaktionen führt.

Gemeinsame Auslöser

Meltdowns und Shutdowns sind nicht zufällig; sie werden meist durch spezifische Auslöser hervorgerufen. Überstimulation ist ein häufiger Faktor – wenn das Kind mit mehr sensorischen Reizen konfrontiert wird, als es verarbeiten kann. Dies könnte in einem überfüllten Einkaufszentrum, bei einer überraschenden Änderung der Routine oder durch gleichzeitige laute Geräusche geschehen.

Plötzliche Veränderungen in der Umgebung oder im Zeitplan können diese Episoden ebenfalls auslösen, da sie die Vorhersehbarkeit stören, auf die viele autistische Menschen angewiesen sind. Beispielsweise kann ein unerwarteter Ablauf bei einem Familienausflug ein Kind verunsichern, das sich mental auf ein anderes Szenario eingestellt hat.

Strategien zur Prävention und Bewältigung

Die Prävention und Bewältigung von Meltdowns und Shutdowns erfordert proaktive Ansätze:

Vorhersehbare Routinen: Tägliche Zeitpläne, visuelle Zeitpläne und konsistente Rituale schaffen Stabilität und Sicherheit.

Rückzugsorte: Schaffen Sie sichere Bereiche zu Hause oder in anderen Umgebungen, in denen Ihr Kind vertraute

Gegenstände und minimale Sinnesreize vorfindet. Solche Räume bieten Ihrem Kind eine sofortige Möglichkeit, sich zurückzuziehen und zu beruhigen.

Nach einem Meltdown oder Shutdown

Die Zeit nach einem Meltdown oder Shutdown ist entscheidend für die emotionale Erholung und das Lernen.

Bestätigung und Zuspruch: Bieten Sie Ihrem Kind Sicherheit und Liebe, um seine Gefühle zu validieren.

Reflexive Gespräche: Sobald sich Ihr Kind beruhigt hat, sprechen Sie mit ihm darüber, was passiert ist. Verwenden Sie visuelle Hilfsmittel oder Emotionskarten, wenn die verbale Kommunikation schwierig ist.

Ermutigen Sie Ihr Kind, seine Gefühle und Gedanken auszudrücken, auch wenn dies Zeit braucht. Dies hilft nicht nur bei der emotionalen Verarbeitung, sondern auch dabei, spezifische Auslöser zu identifizieren und Bewältigungsstrategien für die Zukunft zu entwickeln.

Reflexiver Austausch: Unterstützung nach einer Episode

Fragen Sie Ihr Kind nach einer Beruhigung sanft, was es gefühlt hat und warum. Hören Sie aktiv zu und bestätigen Sie seine Gefühle. Zeigen Sie ihm, dass es in Ordnung ist, sich überfordert zu fühlen. Diese Gespräche fördern nicht nur die emotionale Heilung, sondern geben Ihrem Kind auch das Selbstbewusstsein und die Sprachfähigkeit, sich in Zukunft besser auszudrücken.

Das Navigieren durch Meltdowns und Shutdowns kann herausfordernd sein, bietet aber auch die Möglichkeit für Wachstum und Verständnis. Durch das Erkennen von Auslösern und empathisches, praktisches Reagieren können Sie Ihrem Kind helfen, Resilienz und Selbstbewusstsein zu entwickeln.

Das Ziel ist nicht, diese Episoden vollständig zu vermeiden, sondern sie so zu bewältigen, dass der Stress minimiert und das emotionale Wachstum gefördert wird. Mit Geduld und Konsequenz können Sie Ihr Kind durch diese Erfahrungen begleiten, Ihre Bindung stärken und seine Fähigkeit verbessern, mit der Welt umzugehen.

Jeder Schritt, den Sie unternehmen, um Ihr Kind zu verstehen und zu unterstützen, bringt Sie einer tieferen Verbindung und einer helleren Zukunft näher.

KAPITEL 2: Effektive Kommunikation Aufbauen

Ich erinnere mich an einen Moment, als ich mit einem kleinen Jungen und seinen Eltern an einem Tisch saß. Der Junge reihte still seine Spielzeugautos auf, mit einem intensiven und unerschütterlichen Fokus. Während seine Eltern sprachen, fiel mir eine Tafel voller Bilder an der Wand hinter ihm auf. Jedes Bild repräsentierte einen Teil seines Tages – ein Apfel für die Snackzeit, ein Bett für die Mittagspause und ein Auto für die Fahrt zur Schule. Dieser visuelle Zeitplan war nicht nur Dekoration, sondern ein unverzichtbares Werkzeug, das ihm half, seinen Alltag zu bewältigen. Er bot Struktur, Vorhersehbarkeit und vor allem eine Möglichkeit, seine Bedürfnisse auszudrücken und die Welt um ihn herum zu verstehen. Für viele Kinder im Autismus-Spektrum bieten visuelle Hilfsmittel mehr als nur Klarheit – sie sind eine Brücke zur effektiven Kommunikation.

Die Kraft visueller Hilfsmittel

Visuelle Hilfsmittel sind mächtige nonverbale Werkzeuge, die die Kommunikation vereinfachen, indem sie abstrakte Konzepte greifbar und konkret machen. Viele autistische Kinder sind visuelle Lerner, was bedeutet, dass sie Informationen am besten durch Bilder und visuelle Darstellungen verarbeiten. Studien zeigen, wie solche

Hilfsmittel, wie Bildpläne und visuelle Zeitpläne, Frustrationen deutlich reduzieren können, indem sie einen stabilen Bezugspunkt bieten.

Stellen Sie sich ein Kind vor, das Schwierigkeiten hat, verbale Anweisungen über die Tagesaktivitäten zu verstehen. Ein visueller Zeitplan kann diese Herausforderung lösen, indem er die Abfolge der Ereignisse in klaren, erkennbaren Bildern darstellt. Dies erleichtert nicht nur das Verständnis, sondern gibt dem Kind auch ein Gefühl von Kontrolle und Vorhersehbarkeit.

Verschiedene Arten von visuellen Hilfsmitteln

Es gibt viele Arten visueller Hilfsmittel, die auf unterschiedliche Bedürfnisse und Vorlieben abgestimmt sind:

Kommunikationstafeln: Einfache Tools, die es Kindern ermöglichen, ihre Entscheidungen und Emotionen durch Bilder auszudrücken. Ein Kind könnte beispielsweise auf ein Bild von Wasser zeigen, um Durst zu signalisieren, oder auf ein Bild eines Spielplatzes, um den Wunsch auszudrücken, zu spielen.

Technologiegestützte Hilfsmittel: Spezielle Apps bieten interaktive Plattformen, auf denen Kinder Sätze bilden oder Emotionen durch digitale Bilder ausdrücken können. Diese Apps sind besonders hilfreich für Kinder, die von Bildschirmen angezogen werden, und verwandeln eine potenzielle Ablenkung in ein Werkzeug für die Kommunikation.

Portable Karten: Eine Sammlung von Karten in einer kleinen Mappe, die leicht mitzunehmen ist und bei Bedarf mit zusätzlichen Bildern ergänzt werden kann.

Effektive Implementierung visueller Hilfsmittel

Der Schlüssel zur erfolgreichen Nutzung visueller Hilfsmittel liegt in **Konsistenz** und **Personalisierung**:

Konsistenz: Die regelmäßige Verwendung stärkt das Verständnis und die Routine, wodurch es dem Kind leichter fällt, Aktivitäten vorherzusehen und sich anzupassen. Wenn ein Kind beispielsweise weiß, dass der Morgen mit einem Bild vom Frühstück beginnt, gefolgt vom Anziehen, kann es sich mental auf den Übergang zwischen den Aktivitäten vorbereiten.

Personalisierung: Jedes Hilfsmittel sollte die einzigartige Welt des Kindes widerspiegeln und vertraute Bilder und Konzepte einbeziehen, die persönlich bedeutsam sind. Dies könnte bedeuten, Fotos der eigenen Schuhe des Kindes für den "Anziehen"-Abschnitt eines Zeitplans zu verwenden oder eine Lieblingsfigur zur Darstellung der Spielzeit hinzuzufügen.

Erfolgsgeschichten aus der Praxis

Reale Beispiele zeigen, welchen tiefgreifenden Einfluss visuelle Hilfsmittel auf die Kommunikation haben können.

Denken Sie an ein junges Mädchen, das Schwierigkeiten hatte, Aufgaben selbstständig zu erledigen. Ihre Eltern führten einen Bildplan ein, der jede Aufgabe in überschaubare Schritte unterteilte – vom Zähneputzen bis zum Packen ihrer Schultasche. Mit der Zeit lernte sie, diese visuellen Hinweise ohne Aufforderung zu befolgen, was ihr Selbstbewusstsein und ihre Eigenständigkeit in ihrer Routine stärkte.

Solche Erfolgsgeschichten sind keine Einzelfälle. Viele Eltern haben ähnliche Erfahrungen geteilt, bei denen visuelle Hilfsmittel neue Kommunikationswege eröffnet haben, sodass ihre Kinder Bedürfnisse, Vorlieben und Emotionen klarer und einfacher ausdrücken konnten. Diese neu gewonnene Unabhängigkeit ist nicht nur ein Meilenstein für das Kind, sondern ein Beweis für die Kraft visueller Hilfsmittel, die Kommunikation zu transformieren und das Wachstum zu fördern.

Fazit

Visuelle Hilfsmittel bieten autistischen Kindern mehr als nur eine Möglichkeit, ihre Gedanken und Bedürfnisse auszudrücken. Sie schaffen eine unterstützende Struktur, die Vertrauen aufbaut, Ängste reduziert und die Grundlage für effektive Kommunikation legt. Indem Eltern diese Werkzeuge konsistent und individuell nutzen, können sie nicht nur die Interaktion mit ihrem Kind verbessern, sondern auch einen bedeutenden Beitrag zu dessen Entwicklung und Wohlbefinden leisten.

2.1 Interaktives Element: Einen personalisierten visuellen Zeitplan erstellen

Um einen personalisierten visuellen Zeitplan für Ihr Kind zu erstellen, beginnen Sie damit, die täglichen Aktivitäten in der richtigen Reihenfolge aufzulisten. Verwenden Sie Bilder oder Fotos, die Ihr Kind leicht erkennen kann. Ordnen Sie diese Bilder in der Abfolge der Aktivitäten auf einer Tafel an oder nutzen Sie eine digitale App. Ermutigen Sie Ihr Kind, mit dem Zeitplan zu interagieren, indem es die Bilder bewegt, sobald jede Aufgabe abgeschlossen ist. Diese Interaktion verstärkt nicht nur die Routine, sondern gibt Ihrem Kind auch ein Gefühl von Kontrolle über seinen Tag.

Visuelle Hilfsmittel erleichtern nicht nur die Kommunikation, sondern befähigen Kinder auch, sich auszudrücken und mit ihrer Umgebung zu interagieren. Durch die durchdachte Anwendung dieser Hilfsmittel können abstrakte Konzepte in verständliche visuelle Darstellungen umgewandelt werden, wodurch Kommunikationsbarrieren überwunden und die Eigenständigkeit gefördert wird. Wenn Sie verschiedene

Arten von visuellen Hilfsmitteln erkunden und an die Bedürfnisse Ihres Kindes anpassen, entdecken Sie neue Möglichkeiten, sich mit Ihrem Kind zu verbinden und es in seiner Entwicklung zu unterstützen.

2.2 Sozialgeschichten: Vorbereitung auf neue Erfahrungen

Als ich zum ersten Mal auf Sozialgeschichten stieß, war ich beeindruckt von ihrer Einfachheit und ihrer tiefgreifenden Wirkung. Entwickelt von Dr. Carol Gray in den frühen 1990er Jahren, dienen diese strukturierten Erzählungen als Leitfäden für autistische Kinder, um ihnen zu helfen, die Welt um sie herum zu verstehen und sich in ihr zurechtzufinden. Sozialgeschichten verwenden einfache Sprache und Bilder, um Alltagssituationen darzustellen, was sie nachvollziehbarer und weniger beängstigend macht.

Stellen Sie sich ein Kind vor, das sich einem neuen Schuljahr gegenübersieht. Die unbekannte Umgebung, neue Gesichter und andere Routinen können überwältigend sein. Eine speziell für dieses Ereignis gestaltete Sozialgeschichte kann den Tag in überschaubare Teile aufgliedern und dem Kind einen Einblick geben, was es erwarten kann und wie es reagieren könnte.

Eine personalisierte Sozialgeschichte beginnt damit, spezifische Szenarien zu identifizieren, die Ihr Kind herausfordernd finden könnte. Ob es ein Zahnarztbesuch, die Teilnahme an einer Geburtstagsfeier oder ein Einkauf im Supermarkt ist – jede Situation kann in eine Erzählung verwandelt werden. Beginnen Sie damit, Informationen über die Umgebung und die einzelnen Schritte der Aktivität zu sammeln. Verwenden Sie dann einfache, bejahende Sätze, um zu beschreiben, was passieren wird und wie sich Ihr Kind fühlen könnte. Die Einbindung vertrauter Charaktere oder Umgebungen macht die Geschichte ansprechender und nachvollziehbarer. Wenn Ihr Kind beispielsweise eine bestimmte Cartoonfigur liebt, könnten Sie diese als Begleiter oder Freund in die Geschichte einbauen, um die Narrative sowohl lehrreich als auch beruhigend zu gestalten.

Der Nutzen von Sozialgeschichten ist vielfältig. Sie reduzieren Angst, indem sie klare Erwartungen setzen, was es dem Kind ermöglicht, sich vorzubereiten und neue Erfahrungen zu antizipieren. Wenn ein Kind weiß, was es erwartet, wird die Angst vor dem Unbekannten durch ein Gefühl der Bereitschaft und des Verstehens ersetzt. Sozialgeschichten verbessern zudem das soziale Verständnis, indem sie angemessene Reaktionen und Verhaltensweisen vermitteln. Sie bieten eine Grundlage, auf der Kinder soziale Normen wie das Abwechseln, das Bitten um Hilfe oder das Ausdrücken von Dankbarkeit lernen können. Durch das Üben dieser Szenarien in einer sicheren und kontrollierten Umgebung gewinnen Kinder

Selbstvertrauen und Fähigkeiten, die sie in realen Situationen anwenden können.

Ein Beispiel ist ein kleiner Junge, der große Angst vor Zahnarztbesuchen hatte. Seine Eltern erstellten eine Sozialgeschichte mit Fotos der Zahnarztpraxis, des freundlichen Zahnarztes und der verwendeten Werkzeuge. Die Geschichte beschrieb jeden Schritt des Besuchs, vom Betreten des Wartezimmers bis zum Sitzen auf dem Zahnarztstuhl. Durch das wiederholte Lesen dieser Geschichte vor dem Termin wurde der Junge mit dem Erlebnis vertraut. Am Tag des Besuchs betrat er die Praxis mit neuem Mut, weil er genau wusste, was ihn erwartete und wie er seine Emotionen handhaben konnte.

Eltern können Vorlagen von Sozialgeschichten an die einzigartigen Bedürfnisse ihres Kindes anpassen. Eine Geschichte über den Schulanfang könnte beispielsweise Bilder des Schulgebäudes, des Klassenzimmers und des Lehrers enthalten, zusammen mit Beschreibungen typischer Aktivitäten im Schulalltag. Durch diese Personalisierung schaffen Sie eine Ressource, die nicht nur lehrreich, sondern auch emotional unterstützend ist. Das stärkt das Sicherheitsgefühl des Kindes und erleichtert Übergänge in neue Erfahrungen. Sozialgeschichten sind keine statischen Werkzeuge – sie entwickeln sich mit dem Wachstum Ihres Kindes weiter und bieten lebenslang Unterstützung für Lernen und Entwicklung.

Textuelles Element: Vorlage für eine Sozialgeschichte

Hier ist eine einfache Vorlage für eine Sozialgeschichte über einen Zahnarztbesuch. Passen Sie sie gerne an die Vorlieben und Erfahrungen Ihres Kindes an:

„Heute werde ich den Zahnarzt besuchen. Der Zahnarzt hilft, meine Zähne gesund zu halten."

„Wenn ich ankomme, werde ich im Wartezimmer sitzen und ein Buch anschauen oder mit einem Spielzeug spielen."
„Der Zahnarzt wird meinen Namen rufen, und ich werde zum großen Stuhl gehen."

„Der Stuhl bewegt sich auf und ab, wie eine Fahrt."
„Der Zahnarzt wird spezielle Werkzeuge benutzen, um meine Zähne zu untersuchen. Es könnte sich lustig anfühlen, aber es tut nicht weh."

„Wenn wir fertig sind, bekomme ich einen Aufkleber, weil ich mutig war!"

Sozialgeschichten bieten eine leicht zugängliche Möglichkeit, Kinder auf die vielen Herausforderungen des Lebens vorzubereiten. Durch einfache Erzählungen entmystifizieren sie das Unbekannte und geben Kindern die Werkzeuge an die Hand, um neue Situationen mit Verständnis und Selbstvertrauen zu meistern. Indem Sie diese Geschichten in die Routine Ihres Kindes integrieren, fördern Sie nicht nur ihr soziales Verständnis, sondern auch ihre Fähigkeit, eigenständig mit der Welt umzugehen.

2.3 Die Kraft der nonverbalen Kommunikation

Nonverbale Kommunikation ist eine Sprache für sich, die oft lauter spricht als Worte. Für autistische Kinder kann das Verstehen und Ausdrücken von Emotionen durch Körpersprache, Gesichtsausdrücke und Gesten ein wichtiger Teil ihrer Kommunikationsreise sein. Stellen Sie sich einen Moment vor, in dem Ihr Kind Sie anblickt, die Augen weit geöffnet vor Aufregung oder Besorgnis. Dieser flüchtige Blickkontakt kann eine Tiefe an Gefühlen vermitteln, die Worte möglicherweise nicht erfassen können.

Blickkontakt ist ein grundlegender Aspekt nonverbaler Kommunikation. Für manche autistische Kinder kann er herausfordernd sein, aber selbst ein kurzer Blickkontakt kann ein mächtiges Werkzeug für Verbindung sein. Ein sanftes, unterstützendes Fördern des Blickkontakts hilft, Vertrauen und Verständnis aufzubauen. Ebenso wichtig ist es, Gesten zu erkennen – wie ein einfaches Nicken oder Winken – die Zustimmung, Ablehnung oder ein freundliches „Hallo" ausdrücken können.

Das Verbessern nonverbaler Fähigkeiten erfordert Übung und Kreativität. Eine effektive Methode sind Rollenspiele. Diese Aktivitäten ermöglichen es Kindern, verschiedene

Szenarien nachzustellen und dabei mit Körpersprache und Ausdrücken zu experimentieren, und zwar in einer sicheren Umgebung. Durch das Spiel können sie lernen, wie unterschiedliche Gesten die Bedeutung einer Situation verändern.

Eine weitere ansprechende Herangehensweise sind Spiegelaktivitäten, bei denen ein Kind vor einem Spiegel steht und verschiedene Gesichtsausdrücke nachahmt – von einem breiten Lächeln bis hin zu einem nachdenklichen Stirnrunzeln. Diese Aktivitäten helfen nicht nur, ihre eigenen Gesichtsausdrücke zu verstehen, sondern unterstützen auch dabei, diese Hinweise bei anderen zu erkennen. Solche Übungen sind mehr als nur Spaß; sie sind eine praktische Möglichkeit, Kommunikationsfähigkeiten aufzubauen und den Kindern das Selbstbewusstsein zu geben, sich jenseits von Worten auszudrücken.

Beim Beobachten Ihres Kindes könnten Ihnen einzigartige Gesten oder wiederholte Bewegungen auffallen, die spezifisch für es sind. Diese nonverbalen Signale können eine Möglichkeit sein, Bedürfnisse oder Emotionen auszudrücken. Vielleicht wedelt Ihr Kind mit den Händen, wenn es aufgeregt ist, oder wiegt sich sanft hin und her, um Trost zu finden. Das Verstehen dieser persönlichen Hinweise ist entscheidend. Sie bieten Einblicke, wie Ihr Kind die Welt erlebt und sich in ihr ausdrückt. Wenn Sie diese Signale genau beachten, können Sie effektiver auf die emotionalen und physischen Bedürfnisse Ihres Kindes reagieren. Manchmal kann eine einfache Bewegung eine reiche Form des Ausdrucks sein, die Bände über die innere Welt Ihres Kindes spricht.

Nonverbale Kommunikation spielt auch eine bedeutende Rolle im emotionalen Ausdruck. Während Worte Emotionen beschreiben, zeigen nonverbale Hinweise sie oft. Eine gerunzelte Stirn könnte auf Verwirrung hinweisen, während eine entspannte Haltung Komfort und Leichtigkeit ausdrückt. Um das Verständnis dieser Hinweise zu unterstützen, können visuelle Emotionsdiagramme äußerst hilfreich sein.

Diese Diagramme zeigen eine Reihe von Emotionen mit den entsprechenden Gesichtsausdrücken. Durch den Bezug auf diese visuellen Hilfsmittel können Kinder lernen, ihre Gefühle klarer zu identifizieren und auszudrücken. Dies verbessert nicht nur ihre emotionale Intelligenz, sondern auch ihre Fähigkeit, mit anderen in Kontakt zu treten. Wenn ein Kind auf ein Bild zeigen kann, das seine Gefühle widerspiegelt, gewinnt es eine Stimme und fördert so emotionale Kompetenz und Wachstum.

Das Erkennen der Bedeutung nonverbaler Kommunikation öffnet die Tür zu tieferen Verbindungen mit Ihrem Kind. Es geht darum, über Worte hinauszusehen und die stummen Botschaften zu verstehen, die durch Gesten und Ausdrücke vermittelt werden. Dieses Bewusstsein kann Interaktionen transformieren und sie bedeutungsvoller und erfüllender machen. Während Sie diese Fähigkeiten bei Ihrem Kind fördern, lernen Sie auch, die Feinheiten seines Kommunikationsstils zu schätzen. Sie finden neue Wege, sich zu verbinden, zu teilen und einander zu verstehen, in einer Sprache, die Worte übersteigt, und bauen so eine Beziehung voller Empathie und Verständnis auf.

2.4 Zuhörfähigkeiten entwickeln für bessere Interaktionen

In der oft chaotischen Welt des Familienlebens kann die Fähigkeit, aktiv zuzuhören, Beziehungen grundlegend verändern – besonders, wenn Sie ein autistisches Kind erziehen. Zuhören bedeutet nicht nur, Worte zu hören; es geht darum, die zugrunde liegende Botschaft, die Emotionen und die Bedürfnisse zu verstehen, die kommuniziert werden. Für autistische Kinder, die möglicherweise Schwierigkeiten mit verbaler Ausdrucksfähigkeit haben, kann aktives Zuhören durch die Eltern das gegenseitige Verständnis erheblich verbessern und die Bindung stärken. Wenn Sie aufmerksam zuhören, zeigen Sie Ihrem Kind, dass seine Gedanken und Gefühle wertvoll sind. Dies fördert Vertrauen und eine starke Verbindung. Diese konzentrierte Aufmerksamkeit gibt Ihrem Kind das Gefühl, respektiert und verstanden zu werden, und schafft die Grundlage für eine Beziehung, die auf Empathie und offener Kommunikation basiert.

Das Entwickeln von Zuhörfähigkeiten in der Familie erfordert sowohl Vorbildfunktion als auch Ermutigung. Als Eltern haben Sie die Möglichkeit, effektive Zuhörtechniken vorzuleben und Ihrem Kind zu zeigen, wie man sich bewusst auf andere einlässt. Eine praktische Herangehensweise besteht darin, interaktive Zuhörspiele in den Alltag einzubauen. Solche Spiele können einfach, aber wirkungsvoll sein, wie beispielsweise „Simon sagt" oder „Stille Post". Diese Aktivitäten ermutigen Kinder, aufmerksam zuzuhören und entsprechend zu reagieren. Indem Sie das Zuhören zu einer unterhaltsamen Aktivität machen, fördern Sie das Üben dieser Fähigkeit in einem entspannten Umfeld. Auch Aktivitäten, bei denen abwechselnd gesprochen wird, spielen eine wichtige Rolle. Ob bei einem Spiel oder im Gespräch – das Abwechseln lehrt Geduld und die Bedeutung, anderen Raum zu geben, um zu sprechen – ein zentraler Bestandteil effektiver Kommunikation.

Autistische Kinder stehen oft vor besonderen Herausforderungen, wenn es um das Zuhören geht. Sensorische Empfindlichkeiten können bestimmte Geräusche ablenkend oder überwältigend machen, während Schwierigkeiten bei der Verarbeitungsgeschwindigkeit beeinflussen können, wie schnell Informationen verstanden werden. Um die Zuhörfähigkeiten zu verbessern, ist es wichtig, diese Hindernisse strategisch anzugehen. Ablenkungen während des Gesprächs zu minimieren, kann Ihrem Kind helfen, sich besser zu konzentrieren. Dazu könnte es gehören, einen ruhigen Raum ohne Hintergrundgeräusche zu schaffen oder Kopfhörer zu verwenden, um störende Geräusche auszublenden. Solche einfachen Anpassungen können einen erheblichen Unterschied darin machen, wie gut Ihr Kind auf das Gesagte eingeht. Darüber hinaus kann das Aufteilen von Informationen in kleinere, überschaubare Teile das Verständnis erleichtern und Ihrem Kind ermöglichen, in seinem eigenen Tempo zu reagieren.

Die Vorteile verbesserter Zuhörfähigkeiten gehen weit über einfache Gespräche hinaus. Wenn Ihr Kind ein besserer Zuhörer wird, werden seine Interaktionen bedeutungsvoller. Es lernt, soziale Hinweise wahrzunehmen und angemessen zu reagieren, was stärkere Verbindungen zu Gleichaltrigen und Familienmitgliedern schafft. Diese Fähigkeit, sich vollständiger zu engagieren, führt zu einem gesteigerten Selbstbewusstsein in sozialen Situationen, da Ihr Kind sich besser in der Lage fühlt, an Diskussionen teilzunehmen und seine Gedanken auszudrücken. Darüber hinaus kultivieren Sie durch die Förderung einer Umgebung, in der Zuhören geschätzt wird, ein Zuhause, das von gegenseitigem Respekt und Offenheit geprägt ist. Mit wachsendem Vertrauen und Verständnis vertieft sich auch die Beziehung zu Ihrem Kind, wodurch eine unterstützende Grundlage für seine fortlaufende Entwicklung geschaffen wird.

Im Bereich der Kommunikation ist das Zuhören ein Eckpfeiler, der alle anderen Formen der Interaktion stützt. Indem Sie sich darauf konzentrieren, diese Fähigkeit bei Ihrem Kind zu entwickeln, fördern Sie nicht nur seine Fähigkeit, zu kommunizieren, sondern befähigen es auch, dauerhafte Beziehungen aufzubauen. Während Sie weiterhin Wege erkunden, um das Wachstum Ihres Kindes zu unterstützen, denken Sie daran, dass Zuhören eine lebenslange Fähigkeit ist, die allen zugutekommt. Ob durch Spiele, Gespräche oder stille Momente der Verbindung – jede Gelegenheit, das Zuhören zu üben, ist ein Schritt in Richtung eines harmonischeren und enger verbundenen Familienlebens.

Im nächsten Kapitel widmen wir uns praktischen Erziehungsstrategien. Diese sind darauf ausgelegt, die Entwicklung Ihres Kindes zu fördern und Ihnen zu helfen, die alltäglichen Herausforderungen und Freuden bei der Erziehung eines autistischen Kindes zu meistern.

KAPITEL 3: Praktische Erziehungsstrategien

An einem sonnigen Nachmittag beobachtete ich, wie ein Vater und sein autistischer Sohn den Tag mit einem Rhythmus meisterten, der an einen gut eingeübten Tanz erinnerte. Der Junge, der ein Set farbenfroher Bildkarten in den Händen hielt, wechselte mühelos von einer Aktivität zur nächsten. Jeder Übergang wurde von einem beruhigenden Nicken seines Vaters begleitet. Es war ein beeindruckendes Beispiel für die Macht von Routinen – ein unsichtbares Band, das Momente des Lernens und Spielens zu einem harmonischen Ganzen verbindet. In diesem Kapitel werden wir untersuchen, wie die Etablierung konsistenter Routinen das tägliche Leben Ihres Kindes transformieren kann, indem sie sowohl Sicherheit als auch Wachstumschancen bietet.

3.1 Tagesroutinen für Erfolg strukturieren

Konsistenz und Vorhersehbarkeit sind Eckpfeiler eines stabilen Umfelds für autistische Kinder. Eine strukturierte Routine vermittelt ein Gefühl von Sicherheit, reduziert Ängste und hilft Kindern, zu verstehen, was sie erwartet – ein wesentlicher Faktor für ihr Wohlbefinden. Besonders Morgenroutinen können von Vorteil sein, da sie den Tag positiv einleiten.

Visuelle Zeitpläne, die die Abfolge der Aktivitäten durch Bilder oder Symbole darstellen, helfen Kindern, visuell zu verstehen, was vor ihnen liegt. Dies unterstützt nicht nur die Erwartungshaltung, sondern fördert auch die Unabhängigkeit, da Kinder lernen, den Zeitplan mit minimalen Aufforderungen zu befolgen.

Abendliche Beruhigungsrituale sind ebenso wichtig und dienen als sanfter Übergang von den Aktivitäten des Tages zu einem erholsamen Schlaf. Diese Routinen könnten ein entspannendes Bad, eine Gutenachtgeschichte und eine Checkliste umfassen, um sicherzustellen, dass alle Aktivitäten vor dem Schlafengehen abgeschlossen sind. Solche Rituale signalisieren nicht nur das Ende des Tages, sondern bieten auch eine beruhigende Vorhersehbarkeit, die den Übergang zum Schlaf erleichtert. Durch die konsequente Anwendung dieser Routinen helfen Sie Ihrem Kind, bestimmte Aktivitäten mit Entspannung zu assoziieren, was eine bessere Schlafhygiene und eine erholsame Nacht fördert.

Um effektive Routinen zu etablieren, beginnen Sie damit, die natürlichen Rhythmen und Vorlieben Ihres Kindes zu beobachten. Erwägen Sie, über den Tag hinweg sensorische Pausen einzubauen – kurze Zeiträume, in denen Ihr Kind Aktivitäten nachgeht, die ihm helfen, sich selbst zu regulieren, wie Dehnen oder das Verwenden eines sensorischen Spielzeugs. Solche Pausen können

Überforderung verhindern und die Konzentration aufrechterhalten. Feste Essenszeiten tragen ebenfalls zu einem vorhersehbaren Zeitplan bei, indem sie den biologischen Bedürfnissen Ihres Kindes entsprechen und stimmungsbedingte Schwankungen aufgrund von Hunger reduzieren. Nutzen Sie visuelle Hilfsmittel, um diese Routinen zu unterstützen, und stellen Sie sicher, dass sie klar und leicht zugänglich für Ihr Kind sind.

Flexibilität innerhalb der Routinen ist ebenso wichtig. Während Konsistenz Stabilität bietet, ist das Leben unvorhersehbar, und gelegentliche Anpassungen sind notwendig. Eine Vorbereitung auf Änderungen kann helfen, Ängste zu mindern. Wenn eine Unterbrechung der Routine bevorsteht, wie ein Arzttermin oder ein Familienausflug, informieren Sie Ihr Kind im Voraus mit Hilfe von visuellen Hilfsmitteln oder Sozialgeschichten. Diese Werkzeuge können ihm helfen, die Veränderung zu verstehen und sich mental darauf vorzubereiten, wodurch die Wahrscheinlichkeit von Stress reduziert wird. Indem Sie eine Balance zwischen Routine und Anpassungsfähigkeit finden, vermitteln Sie Ihrem Kind, dass die Welt zwar strukturiert sein kann, aber auch Raum für neue Erfahrungen und Wachstum bietet.

3.2 Visuelles Element: Checkliste für die Tagesroutine

Erstellen Sie eine Checkliste für die Tagesroutine, die Morgenaktivitäten, sensorische Pausen, Essenszeiten und abendliche Beruhigungsrituale umfasst. Verwenden Sie Bilder oder Symbole, um jede Aufgabe darzustellen, und platzieren Sie die Checkliste an einem gut sichtbaren Ort, damit Ihr Kind sie leicht einsehen kann. Ermutigen Sie Ihr Kind, jede Aktivität nach Abschluss abzuhaken, um ein Gefühl der Leistung zu fördern und die Routine zu festigen.

Beispiele für erfolgreiche Routinen gibt es viele, die jeweils auf die individuellen Bedürfnisse des Kindes zugeschnitten sind. Eine Familie berichtete, wie ihre Morgenroutine, ergänzt durch einen visuellen Zeitplan, ihre zuvor chaotischen Morgen in ruhige, organisierte Starts verwandelte. Das Kind, das sich zuvor geweigert hatte aufzustehen, beteiligt sich jetzt begeistert daran, jede Aufgabe abzuhaken – vom Zähneputzen bis zum Packen der Schultasche. Dieses Gefühl von Eigenverantwortung und Erfolg stärkt nicht nur das Selbstbewusstsein des Kindes, sondern setzt auch einen positiven Ton für den Rest des Tages.

Indem Sie strukturierte Routinen in den Alltag einbauen, schaffen Sie eine Umgebung, in der Ihr Kind sich sicher und fokussiert fühlt – bereit, die Welt um sich herum zu erkunden und sich auf sie einzulassen.

3.3 Übergänge reibungslos gestalten

Übergänge sind für autistische Kinder oft eine Quelle von Angst, da sie den Wechsel von einer Aktivität zur nächsten als herausfordernd empfinden. Es ist nicht ungewöhnlich, dass solche Übergänge Widerstand oder Unbehagen hervorrufen, hauptsächlich aufgrund der Schwierigkeiten, sich an Veränderungen anzupassen. Für viele autistische Kinder kann die Welt unvorhersehbar und überwältigend wirken, wodurch selbst kleine Veränderungen einschüchternd erscheinen. Dieser Widerstand gegen Veränderungen kann sich als Angst oder Wutanfälle äußern, da das Kind Schwierigkeiten hat, die neue Situation zu verarbeiten und zu bewältigen. Schlecht bewältigte Übergänge können den Stress erhöhen und zu Meltdowns oder Vermeidungsverhalten führen. Das Erkennen dieser Herausforderungen ist der erste Schritt, um eine unterstützende Umgebung zu schaffen, die diese Übergänge erleichtert.

Um Ihrem Kind zu helfen, reibungslos von einer Aktivität zur nächsten zu wechseln, können praktische Strategien einen erheblichen Unterschied machen. Countdown-Timer sind besonders effektiv, da sie visuelle und akustische Hinweise geben, die auf eine bevorstehende Veränderung hinweisen. Indem Sie einen Timer einstellen, der den Übergang herunterzählt, ermöglichen Sie Ihrem Kind, sich mental vorzubereiten, wodurch der Schock einer plötzlichen Veränderung gemildert wird.

Visuelle Hinweise wie Karten oder Bilder können ebenfalls helfen, die Lücke zwischen den Aktivitäten zu überbrücken. Ein Bild eines Buches könnte beispielsweise das Ende der Spielzeit und den Beginn der Lesezeit signalisieren, sodass Ihr Kind genau versteht, was es erwartet. Übergangslieder oder Signale können eine zusätzliche Ebene von Vertrautheit und Komfort hinzufügen, indem sie einen potenziell stressigen Moment in eine vorhersehbare Routine verwandeln. Ein einfaches Lied zu singen oder ein bestimmtes Geräusch zu verwenden, um Übergänge zu markieren, kann ein Gefühl von Kontinuität und Ruhe schaffen.

Die Vorbereitung auf Übergänge im Voraus ist entscheidend, um Ängste zu minimieren. Durch den Einsatz von Sozialgeschichten können Sie bevorstehende Veränderungen erklären und eine Erzählung bereitstellen, die Ihrem Kind hilft, den Übergang zu verstehen und zu antizipieren. Diese Geschichten können veranschaulichen, was passieren wird, warum es passiert und wie sich Ihr Kind dabei fühlen könnte, und bieten so Sicherheit und Klarheit.

Das Rollenspiel von Übergängen ist eine weitere effektive Methode, die es Ihrem Kind ermöglicht, den Wechsel von einer Aktivität zur nächsten in einer kontrollierten Umgebung zu üben. Durch das Üben dieser Veränderungen gewinnt Ihr Kind Vertrauen und Vertrautheit, was reale Übergänge weniger einschüchternd macht. Diese vorbereitenden Schritte reduzieren nicht nur den unmittelbaren Stress von Übergängen, sondern bauen auch Fähigkeiten auf, die Ihr Kind in zukünftigen Situationen anwenden kann.

Eine erfolgreiche Bewältigung von Übergängen kann die tägliche Routine Ihres Kindes transformieren und zu weniger Meltdowns sowie einer größeren Bereitschaft führen, sich auf neue Aktivitäten einzulassen. Wenn Übergänge reibungslos verlaufen, fühlen sich Kinder sicherer und kontrollierter, was ein Gefühl von Unabhängigkeit und Selbstvertrauen fördert. Dieses neu gewonnene Vertrauen kann Ihr Kind dazu ermutigen, Neues auszuprobieren und zu erkunden, in dem Wissen, dass die Unterstützung und Struktur, die es benötigt, vorhanden sind.

Über die unmittelbaren Vorteile hinaus tragen erfolgreiche Übergänge zu einer harmonischeren häuslichen Umgebung bei, in der der Tagesablauf weniger durch Stress unterbrochen wird. Mit der Zeit werden Sie wahrscheinlich feststellen, dass Ihr Kind offener dafür wird, sich an verschiedenen Aktivitäten zu beteiligen – von der Erkundung eines neuen Hobbys bis hin zum Besuch unbekannter Orte.

3.4 Interaktives Element: Übung für Übergänge

Erwägen Sie, zu Hause eine einfache Übung für Übergänge einzurichten. Erstellen Sie einen Mini-Zeitplan mit zwei oder drei Aktivitäten, zum Beispiel Malen, Snackzeit und ein Puzzle. Verwenden Sie einen Countdown-Timer und visuelle Hinweise, um jeden Wechsel anzukündigen, und führen Sie ein Übergangslied oder ein Signal ein. Ermutigen Sie Ihr Kind, dem Zeitplan zu folgen, und bieten Sie positive Verstärkung und Anleitung.

Diese Übung hilft Ihrem Kind nicht nur, Übergänge in einer stressfreien Umgebung zu üben, sondern bietet auch die Möglichkeit, Strategien zu beobachten und anzupassen, um den individuellen Bedürfnissen Ihres Kindes gerecht zu werden. Indem Sie diese Ansätze anwenden, schaffen Sie ein unterstützendes Framework, das Ihrem Kind hilft, seine Welt mit größerer Leichtigkeit und mehr Selbstvertrauen zu meistern. Übergänge, die einst eine Quelle von Stress waren, werden zu Gelegenheiten für Wachstum und Verbindung.

3.5 Eine sensorisch freundliche häusliche Umgebung schaffen

Wenn Sie Ihr Zuhause betreten, sollte es ein Zufluchtsort sein – ein Ort, an dem sich Ihr Kind wohlfühlt. Für autistische Kinder hat die häusliche Umgebung einen erheblichen Einfluss darauf, wie sie sensorische Informationen verarbeiten. Stellen Sie sich eine Welt vor, in der das Brummen eines Kühlschranks wie ein Donnerschlag klingt oder das Flackern von Leuchtstofflampen so störend ist wie ein Stroboskop.

Beleuchtung und Geräuschpegel können Ihr Kind entweder beruhigen oder belasten. Helle, grelle Lichter können durch weiche, warme Glühbirnen oder Dimmschalter ersetzt werden, sodass Sie die Helligkeit an den Komfort Ihres Kindes anpassen können. Ebenso kann die Reduzierung von Umgebungsgeräuschen durch Teppiche, Vorhänge oder sogar eine Weißrauschmaschine einen lärmenden Raum in einen friedlichen Rückzugsort verwandeln. Texturen und Temperaturen spielen ebenfalls eine Rolle; weiche, angenehme Stoffe und ein stabiles, angenehmes Raumklima können einen erheblichen Unterschied machen. Ein kratziger Pullover oder ein zugiger Raum mag für einige nur geringfügig störend sein, für Ihr Kind jedoch kann es den Unterschied zwischen Ruhe und Überforderung ausmachen.

Das Einrichten eines sensorisch freundlichen Bereichs in Ihrem Zuhause muss nicht überwältigend sein. Beginnen Sie mit einer ruhigen Ecke, vielleicht im Schlafzimmer oder in einem weniger frequentierten Bereich des Hauses. Füllen Sie diesen Bereich mit weichen Möbeln: Sitzsäcke, flauschige Teppiche und Kissen schaffen eine gemütliche Umgebung. Beruhigende Farben wie sanftes Blau oder weiche Grüntöne können eine entspannende Kulisse schaffen. Diese Farbtöne sind bekannt für ihre beruhigende Wirkung, da sie Ängste reduzieren und die Konzentration fördern.

Erwägen Sie, Elemente hinzuzufügen, die den sensorischen Vorlieben Ihres Kindes entsprechen, wie ein kleines Zelt für ein Gefühl von Geborgenheit oder eine Hängematte, die sanfte Bewegungen bietet. Dieser Raum dient als Zufluchtsort, an dem sich Ihr Kind zurückziehen kann, wenn die Welt zu intensiv wird, und bietet ihm die Möglichkeit, sich zu erholen und neue Energie zu tanken.

Die Steuerung sensorischer Reize im Haushalt erfordert eine sorgfältige Balance aus Kontrolle und Flexibilität. Dimmschalter helfen, die Beleuchtung je nach den Bedürfnissen Ihres Kindes und der Tageszeit anzupassen. Am Nachmittag könnte helleres Licht die Konzentration fördern, während am Abend eine gedämpfte Beleuchtung das Herunterfahren signalisiert. Weißrauschmaschinen eignen sich hervorragend, um störende Geräusche auszublenden und eine konstante akustische Kulisse zu schaffen, die Ihrem Kind hilft, sich zu konzentrieren oder zu entspannen. Sie sind besonders effektiv, um plötzliche Geräusche zu überdecken, die sonst erschreckend wirken können.

Auch die Raumgestaltung sollte berücksichtigt werden. Klare Wege reduzieren Verwirrung und Unordnung, und das Anordnen von Möbeln in klar definierten Bereichen kann Ihrem Kind helfen, sich in seiner Umgebung sicherer zu bewegen.

Eltern, die diese Anpassungen vorgenommen haben, berichten oft von Transformationen. Eine Mutter erzählte, wie eine sensorisch freundliche Ecke im Wohnzimmer der Lieblingsplatz ihrer Tochter wurde. Die Tochter, die nach der Schule oft zu Meltdowns neigte, zieht sich jetzt in ihre Ecke zurück, umgeben von ihren bevorzugten Texturen und sanfter Beleuchtung, um sich zu entspannen. Eine andere Familie stellte fest, dass ihr Sohn, der zuvor Schwierigkeiten hatte, einzuschlafen, nach der Umstellung auf wärmere Glühbirnen und der Einführung einer Weißrauschmaschine jetzt leichter einschläft.

Diese scheinbar kleinen Änderungen haben einen tiefgreifenden Einfluss auf den Alltag, indem sie nicht nur Komfort bieten, sondern auch ein Gefühl der Kontrolle über die Umgebung vermitteln.

Ein sensorisch freundliches Zuhause zu schaffen, bedeutet, das einzigartige sensorische Profil Ihres Kindes zu erkennen und Ihren Raum an diese Bedürfnisse anzupassen. Es geht darum, ihm einen sicheren Hafen zu bieten, in dem es sich entfalten, lernen und Frieden finden kann, trotz der sensorischen Anforderungen der Außenwelt. Dieses Umfeld fördert nicht nur Komfort, sondern auch Wachstum, da Ihr Kind lernt, seine Umgebung mit Selbstvertrauen und Leichtigkeit zu meistern.

3.6 Positive Verstärkung: Erwünschtes Verhalten fördern

Im Tanz des täglichen Lebens kann es eine lohnende Aufgabe sein, erwünschtes Verhalten bei Ihrem Kind zu fördern. Positive Verstärkung ist ein mächtiges Werkzeug in diesem Prozess, da sie darauf abzielt, Verhalten zu belohnen, das häufiger gezeigt werden soll. Stellen Sie sich ein System vor, in dem jeder kleine Fortschritt anerkannt und gefeiert wird, wodurch Selbstvertrauen aufgebaut und weitere Fortschritte motiviert werden. Positive Verstärkung beruht auf diesem Prinzip: Die Belohnung eines Verhaltens erhöht die Wahrscheinlichkeit, dass es erneut auftritt. Für autistische Kinder, die auf Vorhersehbarkeit und klare Erwartungen angewiesen sind, ist diese Methode nicht nur effektiv, sondern auch stärkend. Sie verstärkt nicht nur das

Verhalten, sondern ermöglicht es Ihrem Kind auch, seine Erfolge im Laufe der Zeit sichtbar aufzubauen.

Die Umsetzung positiver Verstärkung erfordert Klarheit und Konsequenz. Beginnen Sie damit, die spezifischen Verhaltensweisen zu identifizieren, die Sie fördern möchten. Ob es darum geht, Spielzeug zu teilen, eine Aufgabe zu erledigen oder Worte zu verwenden, um Bedürfnisse auszudrücken – definieren Sie klar, was Erfolg bedeutet. Sobald Sie diese Ziele festgelegt haben, stellen Sie sicher, dass sie erreichbar sind. Wenn Sie beispielsweise möchten, dass Ihr Kind neue Lebensmittel probiert, beginnen Sie mit einem kleinen Bissen, anstatt eine volle Portion zu verlangen. Erreichbare Ziele bilden die Grundlage für Erfolg, reduzieren Frustration und fördern ein Gefühl der Fähigkeit.

Konsistenz bei der Verstärkung ist entscheidend. Wenn Sie eine Belohnung für eine bestimmte Handlung versprechen, stellen Sie sicher, dass Sie jedes Mal, wenn diese Handlung auftritt, Ihr Versprechen einhalten. Diese Konsequenz baut Vertrauen auf und hilft Ihrem Kind, die Verbindung zwischen seinem Verhalten und dem positiven Ergebnis zu verstehen.

Belohnungen gibt es in vielen Formen und sollten auf die Interessen Ihres Kindes abgestimmt sein. Sticker und Token sind beliebte Optionen, da sie eine visuelle und taktile

Darstellung von Erfolg bieten. Sie können ein Belohnungssystem erstellen, bei dem gesammelte Token zu einem größeren Preis führen, wie einem besonderen Ausflug oder einem neuen Spielzeug. Dies lehrt das Konzept der verzögerten Belohnung und Zielsetzung. Für einige Kinder können zusätzliche Spielzeit oder besondere Privilegien, wie die Auswahl eines Films für den Familienabend, äußerst motivierend sein. Der Schlüssel liegt darin, zu verstehen, was Ihrem Kind wichtig ist, und dies als Belohnung zu nutzen, sodass es bedeutungsvoll und attraktiv bleibt.

Erfolgsgeschichten rund um positive Verstärkung sind zahlreich. Eine Familie fand heraus, dass ein einfacher Sticker-Plan die Einstellung ihres Sohnes zu Hausarbeiten veränderte. Zunächst widerwillig beim Aufräumen, war er bald begeistert davon, Sticker zu verdienen, die er gegen zusätzliche Bildschirmzeit am Wochenende eintauschen konnte. Mit der Zeit wurde das Aufräumen weniger zur Pflicht und mehr zur Routine, dank der positiven Verstärkung.

Eine andere Mutter teilte, wie verbales Lob ein Eckpfeiler für das Wachstum ihrer Tochter wurde. Indem sie konsequent ihre Bemühungen anerkannte – vom Gebrauch höflicher Worte bis hin zum Erledigen der Hausaufgaben – blühte das Selbstbewusstsein ihrer Tochter auf. Das verbale Lob, kombiniert mit greifbaren Belohnungen, schuf eine

Umgebung, in der sie sich geschätzt fühlte und motiviert war, ihre Fortschritte fortzusetzen.

Die Schönheit der positiven Verstärkung liegt in ihrer Anpassungsfähigkeit und Wirkung. Indem Sie sich auf die Verhaltensweisen konzentrieren, die Sie fördern möchten, schaffen Sie ein unterstützendes Umfeld, in dem sich Ihr Kind verstanden und geschätzt fühlt. Diese Methode geht über das Belohnen von Handlungen hinaus; sie baut eine Grundlage aus Vertrauen und Ermutigung auf, die Ihr Kind befähigt, sich zu entfalten.

3.7 Spielen individuell gestalten, um die Entwicklung zu fördern

Spielen ist ein wesentlicher Bestandteil der Kindheit und dient als Brücke zum Lernen und zur sozialen Interaktion. Für autistische Kinder ist Spielen mehr als nur eine Freizeitbeschäftigung; es ist ein Weg, um wichtige Fähigkeiten zu entwickeln. Durch das Spielen verbessern Kinder ihre motorischen Fähigkeiten, die für körperliche Koordination und Kontrolle grundlegend sind. Ob beim Stapeln von Bauklötzen oder beim Bewältigen eines Hindernisparcours – diese Aktivitäten fördern die Geschicklichkeit und das Körperbewusstsein. Darüber hinaus schafft Spielen soziale Interaktionen und bietet einen natürlichen Kontext, in dem Kinder das Teilen, das Abwechseln und das Verstehen der Perspektiven anderer lernen können. Diese Interaktionen sind die Grundlage für den Aufbau von Beziehungen und Empathie und helfen Kindern, soziale Umfelder sowohl in der Schule als auch außerhalb besser zu bewältigen.

Es gibt verschiedene Arten des Spielens, die jeweils einzigartige Vorteile bieten. Strukturiertes Spiel, wie Brettspiele oder Puzzles, hat klare Regeln und Ziele. Es kann Kindern helfen, Grenzen und Ziele zu verstehen, und eignet sich hervorragend, um Konzepte wie das Befolgen von Anweisungen und das Abschließen von Aufgaben zu stärken. Unstrukturiertes Spiel, wie freies Zeichnen oder Fantasiespiele, hingegen fördert Kreativität und Selbstausdruck. Es ermöglicht Kindern, ihre Interessen und Ideen ohne Einschränkungen zu erkunden und dabei Unabhängigkeit und Innovationsfreude zu entwickeln.

Kooperative Spiele sind besonders wertvoll, da sie erfordern, dass Kinder gemeinsam auf ein gemeinsames Ziel hinarbeiten. Diese Spiele lehren Zusammenarbeit und Kommunikation – wesentliche Fähigkeiten für die soziale Entwicklung. Durch kooperatives Spiel lernen Kinder, wie wichtig Teamarbeit ist und wie sie Gruppendynamiken meistern können, Fähigkeiten, die ihnen ein Leben lang zugutekommen werden.

Die Wahl von Spielaktivitäten, die den Interessen und Fähigkeiten Ihres Kindes entsprechen, ist entscheidend.

Sensorisches Spiel kann zum Beispiel für Kinder mit sensorischen Empfindlichkeiten besonders hilfreich sein. Aktivitäten wie das Spielen mit taktilen Materialien wie Sand, Wasser oder Ton können therapeutische Vorteile bieten und helfen, sensorische Informationen in einer kontrollierten und angenehmen Weise zu verarbeiten. Diese Aktivitäten fördern auch Entspannung und Konzentration, was sie ideal für Ruhezeiten oder Übergangsphasen macht.

Interaktive Erzählspiele können die Fantasie eines Kindes fesseln und gleichzeitig seine Sprach- und Erzählfähigkeiten verbessern. Mithilfe von Spielzeugen oder Requisiten können Kinder ihre eigenen Geschichten kreieren, was nicht nur die Kreativität fördert, sondern ihnen auch hilft, Abläufe und Ursache-Wirkungs-Zusammenhänge zu verstehen. Diese Erzählsitzungen können auch als Bindungsaktivität für Familien dienen und es Eltern ermöglichen, die Welt ihres Kindes zu betreten und an seinen fantasievollen Abenteuern teilzuhaben.

Einige Spielstrategien haben sich als besonders wirksam bei der Förderung der Entwicklung erwiesen. Das Erstellen von sozialen Geschichten mit Spielzeug ist ein kreativer Weg, um soziale Konzepte zu vermitteln. Indem Kinder Szenarien mit Puppen oder Figuren nachspielen, können sie verschiedene soziale Situationen erkunden und angemessene Reaktionen üben. Diese Methode bietet einen sicheren Raum, in dem Kinder soziale Interaktionen ausprobieren und ein tieferes

Verständnis für soziale Hinweise und Normen entwickeln können.

Darüber hinaus kann Technologie eine unterstützende Rolle bei der Entwicklung spielen. Apps, die auf kreative Erkundung ausgelegt sind, bieten interaktive Erfahrungen, die die Neugier eines Kindes wecken und zum Lernen anregen. Diese digitalen Werkzeuge können neue Konzepte durch spielerisches Lernen vermitteln und machen den Lernprozess sowohl unterhaltsam als auch lehrreich. Sie bieten auch Möglichkeiten für Kinder, Fähigkeiten selbstständig zu üben, was ihr Selbstvertrauen und ihre Autonomie stärkt.

Spielen ist ein vielseitiges Werkzeug, das die Entwicklung in vielerlei Hinsicht unterstützt. Es bietet eine Plattform, auf der Kinder lernen, erkunden und wachsen können – und das alles im Rahmen von Freude und Engagement. Indem Sie das Spiel an die einzigartigen Bedürfnisse und Interessen Ihres Kindes anpassen, geben Sie ihm die Möglichkeit, wichtige Fähigkeiten zu entwickeln und gleichzeitig die Freude am Lernen zu fördern. Dieser Ansatz unterstützt nicht nur die aktuelle Entwicklung, sondern legt auch den Grundstein für zukünftigen Erfolg, da Ihr Kind lernt, die Welt mit Selbstbewusstsein und Neugier zu meistern.

Im nächsten Kapitel werden wir weitere Strategien untersuchen, um das Wachstum und Wohlbefinden Ihres Kindes zu fördern.

KAPITEL 4: Emotionale Und Soziale Entwicklung

Vor einigen Jahren saß ich einem Jungen namens Liam und seiner Mutter gegenüber. Liam hatte ein Funkeln in den Augen, eine stille Neugier, die schwer zu übersehen war. Doch wenn es darum ging, seine Gefühle auszudrücken, schienen ihm die Worte wie Sand durch die Finger zu rinnen. Seine Mutter erzählte, wie er oft Schwierigkeiten hatte, Gefühle zu artikulieren, und stattdessen in Schweigen oder Rückzug verfiel. Dieser Mangel an emotionalem Vokabular schuf nicht nur eine Barriere beim Verstehen seiner eigenen Gefühle, sondern auch beim Knüpfen von Verbindungen zu anderen.

Die Fähigkeit, Emotionen zu identifizieren und auszudrücken, ist eine grundlegende Fähigkeit, die Kindern hilft, ihre Gefühle zu bewältigen und effektiv zu kommunizieren. Wenn Kinder ihre Emotionen artikulieren können, sind sie besser gerüstet, die Komplexität sozialer Interaktionen und Beziehungen zu meistern. Indem wir ihnen Werkzeuge an die Hand geben, um ihre Gefühle auszudrücken, öffnen wir die Tür zu klarerer Kommunikation und stärkeren Beziehungen.

Emotionen benennen: Ein erster Schritt zu emotionaler Intelligenz

Eine effektive Methode, Kindern dabei zu helfen, ihr emotionales Vokabular zu erweitern, ist die Verwendung von Emotionskarten oder -diagrammen. Diese visuellen Hilfsmittel bieten eine einfache Möglichkeit für Kinder, Gefühle mit Worten zu verknüpfen. Stellen Sie sich ein Diagramm an der Wand vor, auf dem Gesichter verschiedene Emotionen darstellen – glücklich, traurig, frustriert, aufgeregt. Jedes Gesicht ist mit einem Wort versehen, was eine visuelle und sprachliche Verbindung schafft.

Während der täglichen Interaktionen können Sie Ihr Kind ermutigen, auf das Gesicht zu zeigen, das seinem aktuellen Gefühl entspricht. Diese einfache Handlung hilft ihnen, ihre Emotionen zu benennen und abstrakte Gefühle in greifbare Begriffe zu übersetzen. Mit der Zeit und durch konsequente Nutzung beginnen Kinder, ihre Emotionen zu erkennen und auszudrücken, wodurch Missverständnisse reduziert und die emotionale Intelligenz gefördert wird. Dieser Prozess unterstützt nicht nur den emotionalen Ausdruck, sondern verbessert auch das Selbstbewusstsein, sodass Kinder ihre Reaktionen und Bedürfnisse besser verstehen.

Strukturierte Techniken zur Erweiterung des emotionalen Vokabulars

Das Erweitern des emotionalen Vokabulars eines Kindes erfordert strukturierte, sowohl ansprechende als auch lehrreiche Techniken. Bilderbücher, die sich auf Emotionen konzentrieren, bieten einen ausgezeichneten Ausgangspunkt. Diese Bücher zeigen oft Charaktere, die eine Vielzahl von Gefühlen erleben, und ermöglichen es Kindern, zu sehen, wie sich diese Gefühle in unterschiedlichen Situationen äußern.

Beim gemeinsamen Lesen dieser Geschichten können Sie innehalten, um über die Gefühle der Charaktere zu sprechen, und Fragen stellen wie: „Wie denkst du, fühlen sie sich?" oder „Was würdest du tun, wenn du dich so fühlst?" Rollenspiele mit verschiedenen emotionalen Szenarien sind ein weiteres kraftvolles Werkzeug. Diese interaktive Methode ermöglicht es Kindern, in einer sicheren Umgebung verschiedene Gefühle auszudrücken und zu erkennen. Durch diese Aktivitäten lernen Kinder, Worte mit Emotionen zu verbinden, und entwickeln die Sprache, die sie benötigen, um sich auszudrücken.

Emotionen bei anderen erkennen: Schlüssel zur sozialen Interaktion

Das Erkennen von Emotionen bei anderen ist ein entscheidender Schritt, um soziale Interaktionen zu verbessern. Wenn Kinder die Gefühle anderer verstehen und sich in sie einfühlen können, sind sie besser gerüstet, bedeutungsvolle Verbindungen zu knüpfen. Spiele wie „Emotionen-Pantomime" machen diesen Lernprozess unterhaltsam und ansprechend.

In diesem Spiel wechseln sich Kinder darin ab, verschiedene Emotionen ohne Worte darzustellen, während andere raten, welche Emotion gezeigt wird. Diese Aktivität hilft Kindern nicht nur, Emotionen bei anderen zu erkennen, sondern lehrt sie auch, auf nonverbale Hinweise wie Gesichtsausdrücke und Körpersprache zu achten. Diese Fähigkeiten sind essenziell, um Empathie zu entwickeln und soziale Interaktionen zu verbessern, da sie es Kindern ermöglichen, soziale Situationen mit größerer Leichtigkeit und Verständnis zu meistern.

Interaktive Übungen für emotionales Lernen

Interaktive Übungen können das emotionale Vokabular auf eine Weise verstärken, die sowohl unterhaltsam als auch lehrreich ist. Emotionen-Zuordnungsspiele fordern Kinder beispielsweise heraus, Szenarien oder Bilder mit der entsprechenden Emotion zu verbinden. Diese Spiele können so einfach sein wie das Zuordnen eines Bildes eines Kindes mit einer Eiswaffel zu dem Wort „glücklich".

Gefühlsjournale mit vorgegebenen Fragen bieten einen weiteren ansprechenden Ansatz. Indem Sie Kinder auffordern, auf Sätze wie „Heute habe ich mich gefühlt..." oder „Ich war stolz, als..." zu reagieren, fördern Sie die Reflexion über ihre Gefühle und Erfahrungen. Diese Praxis stärkt nicht nur ihre Fähigkeit, Gefühle auszudrücken, sondern fördert auch Introspektion und emotionales Wachstum.

Durch diese Übungen gewinnen Kinder Selbstvertrauen in ihre Fähigkeit, Emotionen zu artikulieren, und ebnen den Weg für eine verbesserte Kommunikation und soziale Fähigkeiten. Emotionen zu benennen und zu erkennen ist nicht nur ein Schritt zu größerem Verständnis, sondern auch ein Schlüssel zu tieferen Verbindungen – mit sich selbst und anderen.

4.1 Interaktives Element: Ein Gefühlsjournal erstellen

Überlegen Sie, mit Ihrem Kind ein Gefühlsjournal zu beginnen. Stellen Sie ein Notizbuch und eine Reihe von Fragen oder Aufforderungen bereit, die seine Reflexionen leiten. Ermutigen Sie Ihr Kind, Gefühle durch Zeichnungen oder Worte auszudrücken, und nutzen Sie Bilder und Beschreibungen, um Emotionen greifbar zu machen.

Dieses Journal kann ein wertvolles Werkzeug zur Selbstausdruck werden, das Ihrem Kind hilft, seine Gedanken und Gefühle in einem sicheren und kreativen Rahmen zu artikulieren. Es ermöglicht nicht nur die

Entwicklung eines emotionalen Vokabulars, sondern schafft auch Raum für Introspektion und persönliches Wachstum.

Das Aufbauen eines emotionalen Vokabulars ist eine Reise, die verändert, wie Kinder mit der Welt interagieren. Indem wir ihnen die Sprache geben, ihre Gefühle auszudrücken, befähigen wir sie, effektiv zu kommunizieren, soziale Situationen zu meistern und starke, einfühlsame Beziehungen aufzubauen. Dieses Fundament unterstützt nicht nur ihre aktuelle Entwicklung, sondern bereitet sie auch auf eine Zukunft vor, in der sie sowohl persönlich als auch sozial erfolgreich sein können.

4.2 Empathie und Verständnis fördern

Wenn ich an die transformative Kraft von Empathie denke, erinnere ich mich an eine Geschichte, die eine Mutter über ihre Tochter Emily erzählte. Emily war immer ein aufgewecktes Kind, neugierig auf die Welt um sie herum. Dennoch hatte sie Schwierigkeiten, sich mit ihren Mitschülern zu verbinden. Eines Tages brachte ihre Lehrerin ein Buch mit in den Unterricht, das die Geschichte eines Jungen aus einer anderen Kultur erzählte, der in einer neuen Stadt zurechtkommen musste. Emily war fasziniert. Durch die Augen des Jungen begann sie, Emotionen und Erfahrungen zu verstehen, die sich von ihren eigenen unterschieden.

Diese einfache Handlung – das Lesen eines Buches – öffnete Emilys Geist für die Vielfalt menschlicher Emotionen. Sie lernte, dass Empathie nicht nur bedeutet, für andere zu fühlen, sondern sie zu verstehen. Empathie ist die Brücke, die uns verbindet und es ermöglicht, tiefere und bedeutungsvollere Beziehungen zu knüpfen. Für autistische Kinder kann das Fördern von Empathie besonders wirkungsvoll sein, da es ihre Fähigkeit stärkt, sich mit anderen zu verbinden und Freundschaften sowie soziale Bindungen aufzubauen.

Empathie durch Geschichten und Perspektiven lehren

Empathie zu lehren beginnt mit der Begegnung unterschiedlicher Erfahrungen und Perspektiven. Bücher, die verschiedene Kulturen, Hintergründe und Lebensgeschichten hervorheben, können mächtige Werkzeuge sein. Diese Geschichten erlauben es Kindern, Emotionen und Situationen zu erkunden, die sie in ihrem Alltag vielleicht nicht erleben.

Diskutieren Sie die Gefühle und Motivationen der Charaktere mit Ihrem Kind, um dieses Verständnis zu vertiefen. Stellen Sie offene Fragen wie: „Warum denkst du, hat der Charakter sich so gefühlt?" oder „Wie würdest du dich in dieser Situation fühlen?" Solche Gespräche ermutigen Ihr Kind, kritisch über Emotionen nachzudenken, und fördern ein differenziertes Verständnis von Empathie.

Indem Kinder durch Geschichten die Welt aus verschiedenen Blickwinkeln betrachten, erweitern sie ihren emotionalen Horizont und verbessern ihre empathischen Fähigkeiten.

Die Rolle der Eltern beim Vorleben von Empathie

Als Eltern spielen Sie eine entscheidende Rolle dabei, Empathie vorzuleben. Kinder lernen oft durch das Beobachten ihrer Umgebung – insbesondere von Ihnen. Indem Sie in alltäglichen Situationen einfühlsames Verhalten zeigen, vermitteln Sie Ihrem Kind den Wert von Freundlichkeit und Verständnis.

Teilen Sie persönliche Geschichten, in denen Empathie eine Rolle spielte, beispielsweise eine Zeit, in der Sie einem Freund geholfen oder einen Kollegen unterstützt haben. Diese Erzählungen veranschaulichen nicht nur die Bedeutung von Empathie, sondern zeigen auch, wie sie im wirklichen Leben angewendet werden kann.

Ermutigen Sie Ihr Kind, im Alltag Akte der Freundlichkeit auszuführen und darüber zu reflektieren. Ein Dankesbrief schreiben oder einem Nachbarn helfen, sind einfache Gesten, die die Praxis der Empathie verstärken. Diskutieren Sie gemeinsam über diese Handlungen und ihren möglichen Einfluss auf andere.

Aktivitäten zur Förderung von Empathie

Über Geschichten und Diskussionen hinaus können Aktivitäten, die aktiv Empathie fördern, äußerst effektiv sein. Ehrenamtliches Engagement als Familie bietet eine Gelegenheit, mit unterschiedlichen Gemeinschaften in Kontakt zu treten und verschiedene Lebenserfahrungen zu verstehen.

Ob es darum geht, in einer örtlichen Tafel zu helfen oder an einer Gemeinschaftsreinigung teilzunehmen – solche Aktivitäten lehren Ihr Kind die Bedeutung von Rücksichtnahme und das Verständnis für die Bedürfnisse anderer. Diskussionen über aktuelle Ereignisse und ihre emotionale Wirkung können ebenfalls Empathie fördern. Ermutigen Sie Ihr Kind, seine Gedanken und Gefühle über das Geschehen in der Welt auszudrücken, und untersuchen Sie gemeinsam, wie verschiedene Themen Menschen weltweit betreffen.

Diese Diskussionen können aufschlussreich sein, da sie Ihrem Kind helfen, globale Ereignisse mit individuellen Emotionen und Erfahrungen zu verbinden. Sie eröffnen Ihrem Kind neue Perspektiven und stärken gleichzeitig seine Fähigkeit, sich in andere hineinzuversetzen.

4.3 Interaktives Element: Übung zur Reflexion über Empathie

Nehmen Sie sich jede Woche Zeit für eine Übung zur Reflexion über Empathie. Bitten Sie Ihr Kind, über eine kürzliche freundliche Handlung nachzudenken, die es beobachtet oder selbst ausgeführt hat. Diskutieren Sie gemeinsam, wie es sich dabei gefühlt hat und welchen Einfluss diese Handlung auf andere gehabt haben könnte.

Diese Reflexion verstärkt nicht nur empathisches Verhalten, sondern fördert auch Selbstbewusstsein und emotionales Wachstum. Empathie ist eine Fähigkeit, die sich mit der Zeit entwickelt, unterstützt durch Erfahrungen, Übung und Reflexion. Indem Sie Empathie bei Ihrem Kind fördern, statten Sie es mit den Werkzeugen aus, andere besser zu verstehen und bedeutungsvoller mit ihnen in Kontakt zu treten. Diese Fähigkeit verbessert nicht nur soziale Interaktionen, sondern trägt auch zur emotionalen Intelligenz Ihres Kindes bei und bereitet es auf eine Welt voller unterschiedlicher Perspektiven und Erfahrungen vor.

Während Sie Ihr Kind bei der Entwicklung von Empathie begleiten, tragen Sie gleichzeitig zu einer mitfühlenderen und verständnisvolleren Gesellschaft bei.

4.4 Soziale Interaktionen und Freundschaften fördern

Stellen Sie sich einen lebhaften Spielplatz vor, erfüllt von Lachen und dem Brummen von Gesprächen. Für viele Kinder ist dies ein Ort der Freude und Verbindung. Für autistische Kinder jedoch kann das Knüpfen von Freundschaften in solchen Umgebungen einschüchternd sein. Schon der Gedanke, ein Gespräch zu beginnen, könnte sich wie das Betreten einer Bühne ohne Textbuch anfühlen.

Soziale Hinweise – wie zu wissen, wann man sprechen oder wie man reagieren soll – können verwirrend sein und Barrieren schaffen, die unüberwindbar erscheinen. Diese Herausforderungen betreffen nicht nur das Verstehen von Wörtern, sondern auch die ungesprochene Sprache von Gesten und Ausdrücken, die sie begleiten. Oft befinden sich autistische Kinder am Rand des Geschehens, wollen sich einbringen, wissen aber nicht, wie sie die Lücke überbrücken können.

Strategien für die Förderung sozialer Fähigkeiten

Um diese Hürden zu überwinden, ist ein durchdachter Ansatz erforderlich. Eine effektive Strategie sind strukturierte Spieltreffen, die eine kontrollierte Umgebung für soziale Interaktionen bieten. Indem Sie klare Ziele und Erwartungen setzen, schaffen Sie einen sicheren Raum, in dem Ihr Kind soziale Fähigkeiten üben kann. Ein Ziel für ein

Spieltreffen könnte beispielsweise so einfach sein wie das Teilen von Spielzeug oder das Abwechseln bei einem Spiel.

Diese kleinen Schritte können das Selbstbewusstsein in sozialen Situationen allmählich stärken. Das Üben von Gesprächsanfängen ist ein weiteres wertvolles Werkzeug. Erstellen Sie eine Liste einfacher Fragen oder Aussagen, die Ihr Kind verwenden kann, wenn es jemanden neu kennenlernt. Sätze wie „Was ist dein Lieblingsspiel?" oder „Ich mag dein T-Shirt!" können Türen zu tiefergehenden Interaktionen öffnen.

Das Rollenspiel dieser Szenarien zu Hause kann Ihr Kind weiter vorbereiten und ihm ermöglichen, verschiedene soziale Austauschformen zu üben und vertraut zu werden.

Gemeinsame Interessen als Grundlage für Freundschaften

Gemeinsame Interessen können ein kraftvoller Klebstoff bei der Bildung von Freundschaften sein. Wenn Kinder eine Leidenschaft teilen – sei es für Dinosaurier, Züge oder Kunst –, können die Barrieren, die typischerweise die Interaktion behindern, verschwinden.

Das Finden von Clubs oder Gruppen, die den Interessen Ihres Kindes entsprechen, kann Gelegenheiten schaffen, gleichgesinnte Freunde zu treffen. Wenn Ihr Kind beispielsweise LEGO liebt, könnte ein örtlicher LEGO-Club der ideale Ort sein, um neue Freunde zu finden. Hier verlagert sich der Fokus von sozialen Erwartungen auf gemeinsamen Spaß, was den Druck eines Gesprächs mindert.

Ermutigen Sie Ihr Kind, an diesen interessenbasierten Aktivitäten teilzunehmen, da sie zu organischen Interaktionen führen können, bei denen sich Freundschaften auf natürliche Weise um gemeinsame Interessen entwickeln.

Ein Beispiel aus der Praxis

Betrachten Sie die Geschichte von Alex, einem Jungen, dessen Liebe zu Tieren ihn dazu brachte, einer örtlichen Wildtiergruppe beizutreten. Zunächst zögerlich, fand sich Alex bald von Kindern umgeben, die seine Begeisterung teilten. Gemeinsam unternahmen sie Naturwanderungen, beobachteten Vögel und Insekten – ihre gemeinsame Neugier entfachte Gespräche, die sich zu echten Freundschaften entwickelten.

Durch dieses gemeinsame Interesse lernte Alex, soziale Interaktionen mit Leichtigkeit zu meistern, und stellte fest, dass, wenn der Fokus auf seiner Leidenschaft lag, die Angst vor sozialen Begegnungen verschwand.

Die Bedeutung verbesserter sozialer Fähigkeiten

Diese Erfahrungen zeigen, welche positiven Ergebnisse aus verbesserten sozialen Fähigkeiten entstehen können.

Freundschaften, die durch gemeinsame Hobbys entstehen, sind oft tiefer und bedeutungsvoller, da sie auf gegenseitigen Interessen statt auf oberflächlichen Verbindungen basieren.

Während Kinder wie Alex an diesen Aktivitäten teilnehmen, entwickeln sie nicht nur soziale Fähigkeiten, sondern auch Selbstbewusstsein, da sie erkennen, dass sie etwas Wertvolles anzubieten haben. Dieses Gefühl von Zugehörigkeit und Akzeptanz ist von unschätzbarem Wert und fördert ein Gemeinschaftsgefühl, das über die Kindheit hinaus Bestand haben kann.

Schlussgedanke

Das Fördern sozialer Interaktionen und Freundschaften für autistische Kinder erfordert Geduld, Kreativität und Unterstützung. Indem Sie häufige Herausforderungen angehen und strukturierte Übungsmöglichkeiten bieten, helfen Sie Ihrem Kind, die Fähigkeiten zu entwickeln, die es braucht, um bedeutungsvolle Verbindungen zu knüpfen.

Diese Freundschaften, die auf gemeinsamen Interessen und gegenseitigem Verständnis basieren, bieten mehr als nur Gesellschaft – sie vermitteln ein Gefühl von Zugehörigkeit und Akzeptanz, das das Leben Ihres Kindes auf unzählige Arten bereichern kann.

4.5 Mobbing angehen: Ihr Kind und sich selbst stärken

Mobbing ist eine harte Realität, der viele Kinder ausgesetzt sind. Für autistische Kinder kann es besonders verheerend sein. Mobbing tritt in vielen Formen auf – von den offensichtlichen Hänseleien und körperlichen Einschüchterungen des persönlichen Mobbings bis hin zu den oft anonymen Angriffen des Cybermobbings. Die Auswirkungen auf das emotionale Wohlbefinden eines Kindes können tiefgreifend sein. Mobbing kann zu erhöhter Angst, Depressionen und einem Rückgang des Selbstwertgefühls führen.

Es schafft eine Atmosphäre der Angst, in der sich ein Kind unsicher oder unerwünscht fühlen kann. Für autistische Kinder, die möglicherweise bereits Schwierigkeiten mit sozialen Hinweisen und Kommunikation haben, kann Mobbing das Gefühl der Isolation und des Missverständnisses verstärken. Es ist wichtig zu verstehen, dass Mobbing nicht nur eine Reihe isolierter Vorfälle ist, sondern ein Verhaltensmuster, das langfristige Auswirkungen auf die psychische Gesundheit und Entwicklung eines Kindes haben kann.

Eine Umgebung der offenen Kommunikation schaffen

Die Prävention und Bekämpfung von Mobbing beginnt mit der Förderung einer Umgebung, die offene Kommunikation ermöglicht. Ermutigen Sie Ihr Kind, über seine Erfahrungen und Gefühle zu sprechen. Lassen Sie es wissen, dass es jederzeit zu Ihnen oder einem anderen vertrauenswürdigen Erwachsenen kommen kann, wenn es sich bedroht oder unwohl fühlt.

Das Schaffen dieses sicheren Raums ist entscheidend, da es Ihr Kind beruhigt, dass es nicht allein ist und seine Sorgen ernst genommen werden. Rollenspiele mit Mobbingszenarien können ebenfalls eine effektive Strategie sein. Indem Sie mit Ihrem Kind das ruhige und bestimmte Reagieren üben, stärken Sie sein Selbstvertrauen und bereiten es auf reale Situationen vor.

Diese Rollenspiele können Phrasen wie „Bitte hör auf" oder „Das mag ich nicht" beinhalten, die Ihrem Kind helfen, Grenzen zu setzen und Unbehagen auszudrücken. Diese Vorbereitung kann die Angst vor Mobbing verringern und Ihrem Kind ein Gefühl der Kontrolle geben.

Selbstvertretung lehren

Die Vermittlung von Selbstvertretung ist ein weiterer wichtiger Bestandteil im Umgang mit Mobbing. Kinder zu ermutigen, für sich selbst einzutreten, kann die Auswirkungen von Mobbing erheblich mindern. Indem Sie Ihrem Kind Fähigkeiten zur Durchsetzung beibringen, helfen Sie ihm, seine Bedürfnisse zu kommunizieren und für seine Rechte einzustehen.

Ermutigen Sie es, seine Gefühle und Meinungen klar zu äußern, auch in schwierigen Situationen. Die Entwicklung eines persönlichen Plans zum Umgang mit Mobbern kann diese Stärkung weiter unterstützen. Arbeiten Sie mit Ihrem Kind zusammen, um eine Reihe von Schritten zu entwickeln, die es unternehmen kann, wenn es Mobbing erlebt – z. B. Hilfe bei einer Lehrkraft suchen oder an einen sichereren Ort gehen.

Das Vorhandensein eines Plans kann Ihrem Kind ein Gefühl der Sicherheit und Bereitschaft vermitteln, was es weniger anfällig für Mobber macht.

Eltern als Fürsprecher: Eine sichere Umgebung schaffen

Als Elternteil ist es entscheidend, für Ihr Kind einzutreten, um eine sichere Umgebung zu schaffen. Beginnen Sie mit offenen Gesprächen mit Lehrern und Schulverwaltungen über Bedenken bezüglich Mobbing. Indem Sie mit Pädagogen zusammenarbeiten, können Sie Strategien und Unterstützungssysteme entwickeln, die auf die Bedürfnisse Ihres Kindes zugeschnitten sind.

Dazu könnte gehören, einen individuellen Bildungsplan (IEP) zu erstellen, der Ziele und Unterstützungen im Bereich sozialer Interaktionen und Mobbingprävention umfasst. Darüber hinaus können Sie sich mit Gemeinschaftsgruppen in Anti-Mobbing-Initiativen engagieren, um ein breiteres Unterstützungsnetzwerk aufzubauen.

Diese Gruppen können Ressourcen, Workshops und Werkzeuge zur Interessenvertretung anbieten, die sowohl Sie als auch Ihr Kind stärken. Durch die Teilnahme an diesen Initiativen helfen Sie nicht nur Ihrem Kind, sondern tragen auch zu einer sichereren und inklusiveren Gemeinschaft für alle Kinder bei.

Mobbing bekämpfen und positive Umgebungen schaffen

Beim Umgang mit Mobbing geht es nicht nur darum, negatives Verhalten zu stoppen, sondern auch darum, eine unterstützende und verständnisvolle Umgebung aufzubauen. Indem Sie Ihr Kind mit den Fähigkeiten und Strategien ausstatten, um Mobbing zu bewältigen, helfen Sie ihm, Resilienz und Selbstbewusstsein zu entwickeln.

Diese Stärkung reicht über die unmittelbare Situation hinaus und gibt Ihrem Kind Werkzeuge an die Hand, die es ein Leben lang nutzen kann. Während Sie Ihr Kind bei diesen Bemühungen weiterhin unterstützen, betonen Sie die Bedeutung von Empathie, Verständnis und Interessenvertretung – Werte, die für sein Wachstum und seine Entwicklung entscheidend sind.

Diese Erfahrungen schaffen die Grundlage für zukünftige Kapitel, in denen wir weiter untersuchen, wie man eine nährende und akzeptierende Umgebung für Ihr Kind in allen Lebensbereichen fördert.

KAPITEL 5: Interessenvertretung Und Befähigung

Ich erinnere mich, wie ich in einem Wartezimmer einer Schule saß, einen Ordner voller Dokumente in den Händen und ein Herz voller Hoffnung. Um mich herum waren Eltern, alle mit demselben entschlossenen Ausdruck. Wir waren aus demselben Grund dort: um für unsere Kinder einzutreten – bei mir waren es Kinder aus meiner Vorschule. In diesem Moment wurde mir klar, dass jeder von uns eine Reise antrat, um sicherzustellen, dass unsere Kinder die Bildung erhielten, die sie verdienten. Es war sowohl einschüchternd als auch ermutigend. Wir traten in Besprechungen ein, die die Zukunft unserer Kinder gestalten würden, und der Schlüssel zum Erfolg lag im Verständnis des individuellen Förderplans, des sogenannten IEP (Individualized Education Program).

Ein IEP ist mehr als nur ein Dokument; es ist ein individueller Bildungsplan, der entwickelt wurde, um den einzigartigen Bedürfnissen von Kindern mit Behinderungen, einschließlich Autismus, gerecht zu werden. Dieser Plan definiert spezifische Ziele und Unterstützungsleistungen, die auf die Stärken und Herausforderungen Ihres Kindes zugeschnitten sind, und stellt sicher, dass es die notwendige Unterstützung erhält, um in der Schule erfolgreich zu sein. Der aktuelle Stand der akademischen und funktionalen Leistungen Ihres Kindes bildet die Grundlage des IEPs. Darauf aufbauend werden messbare Jahresziele definiert, die klare Benchmarks für den Erfolg setzen. Das IEP enthält außerdem eine detaillierte Beschreibung der speziellen Bildungsdienstleistungen, die Ihr Kind erhalten wird, und gibt an, wie der Fortschritt Ihres Kindes gemessen und berichtet wird.

Messbare Ziele sind entscheidend, da sie greifbare Ergebnisse ermöglichen und regelmäßige Bewertungen und Anpassungen erleichtern. Indem es sich auf konkrete Ergebnisse konzentriert, ermöglicht ein IEP die Verfolgung der Entwicklung Ihres Kindes und stellt sicher, dass seine Bildungserfahrung so erfüllend wie möglich ist.

Die Vorbereitung auf ein IEP-Treffen ist entscheidend, um effektiv für Ihr Kind einzutreten. Beginnen Sie damit, alle notwendigen Unterlagen zusammenzustellen, einschließlich früherer IEPs, Bewertungsberichte und Notizen oder Beobachtungen über die Fortschritte und Bedürfnisse Ihres Kindes. Diese Vorbereitung stellt sicher, dass Sie ein umfassendes Verständnis der aktuellen Situation Ihres Kindes haben und selbstbewusst über seine Bedürfnisse sprechen können.

Darüber hinaus hilft es, Fragen und Anliegen im Voraus vorzubereiten, um das Gespräch zu leiten und sicherzustellen, dass wichtige Themen behandelt werden. Überlegen Sie, was Sie in dem Treffen erreichen möchten, und notieren Sie spezifische Punkte, die Sie ansprechen möchten – sei es die Klärung bestimmter Aspekte des IEP, das Anfordern zusätzlicher Dienstleistungen oder das Ansprechen von Bereichen, in denen Ihr Kind Schwierigkeiten hat. Gut informiert und organisiert in das Treffen zu gehen, befähigt Sie dazu, effektiv einzutreten und sicherzustellen, dass die Bedürfnisse Ihres Kindes gehört werden.

Die Interessensvertretung während des IEP-Prozesses erfordert eine selbstbewusste Kommunikation. Es ist wichtig, die Bedürfnisse Ihres Kindes klar und sicher zu formulieren und Ihre Argumente mit Daten und Beispielen zu untermauern. Selbstbewusste Kommunikation bedeutet, Ihre Positionen fest, aber respektvoll darzulegen und sicherzustellen, dass Pädagogen die Bedeutung der Bedürfnisse Ihres Kindes verstehen.

Zusammenarbeit mit Lehrkräften und Spezialisten ist ebenfalls entscheidend. Betrachten Sie das IEP-Treffen als Teamarbeit, bei der jeder Teilnehmer seine Expertise einbringt, um den bestmöglichen Plan für Ihr Kind zu erstellen. Der Aufbau positiver Beziehungen zu Lehrern, Therapeuten und Administratoren fördert eine kooperative Atmosphäre, die es erleichtert, gemeinsam Herausforderungen anzugehen und Lösungen zu finden.

Denken Sie daran, dass Sie die wichtigste Fürsprecherin oder der wichtigste Fürsprecher Ihres Kindes sind. Ihre Einblicke sind von unschätzbarem Wert, um die Bildungserfahrung Ihres Kindes zu gestalten.

Die Nachverfolgung und Überprüfung von Fortschritten ist ein wesentlicher Bestandteil des IEP-Prozesses. Regelmäßige Kommunikation und Bewertungen stellen sicher, dass der Plan relevant und effektiv bleibt. Vereinbaren Sie regelmäßige Überprüfungen, um die Erfolge Ihres Kindes zu besprechen und Bereiche zu identifizieren, in denen zusätzliche Unterstützung erforderlich sein könnte. Diese Überprüfungen bieten eine Gelegenheit, Erfolge zu feiern und auftretende Bedenken anzusprechen. Anpassungen des IEP können notwendig sein, wenn Ihr Kind wächst und sich seine Bedürfnisse entwickeln. Seien Sie proaktiv, wenn es darum geht, Änderungen oder Modifikationen am Plan anzufordern, um sicherzustellen, dass er weiterhin die Anforderungen Ihres Kindes erfüllt.

Das Verständnis Ihrer Rechte und Pflichten im IEP-Prozess befähigt Sie, fundierte Entscheidungen zu treffen und effektiv für Ihr Kind einzutreten. Das IEP ist ein lebendiges Dokument, das sich an die einzigartige Reise Ihres Kindes anpassen und weiterentwickeln sollte. Indem Sie aktiv an seiner Erstellung und Umsetzung teilnehmen, spielen Sie eine entscheidende Rolle dabei, den Bildungsweg Ihres

Kindes zu gestalten und sicherzustellen, dass es die Unterstützung und Ressourcen erhält, die es braucht, um erfolgreich zu sein.

5.1 Interaktives Element: Checkliste zur Vorbereitung auf ein IEP-Treffen

Erstellen Sie eine Checkliste, um Ihre Vorbereitung auf ein IEP-Treffen zu erleichtern. Fügen Sie Abschnitte hinzu, in denen Sie Dokumente zusammenstellen, Ziele identifizieren, Fragen formulieren und spezifische Anliegen notieren können. Diese Checkliste kann als umfassendes Werkzeug dienen, um sicherzustellen, dass Sie gründlich vorbereitet, organisiert und bereit sind, effektiv für die Bedürfnisse Ihres Kindes einzutreten.

Das Navigieren durch den IEP-Prozess kann herausfordernd sein, aber mit Vorbereitung und Durchhaltevermögen können Sie sicherstellen, dass die Bildungserfahrung Ihres Kindes sowohl bereichernd als auch unterstützend ist. Indem Sie mit Lehrkräften zusammenarbeiten und an diesen Treffen teilnehmen, treten Sie nicht nur für die aktuellen Bedürfnisse Ihres Kindes ein, sondern legen auch den Grundstein für dessen zukünftigen Erfolg. Ihre Hingabe und Ihr Engagement sind der Schlüssel, das Potenzial Ihres Kindes freizusetzen, und jeder Schritt, den Sie unternehmen, bringt es näher an die Verwirklichung seiner Fähigkeiten.

5.2 Effektive Kommunikation mit Lehrkräften

Im Bereich der Bildung ist der Aufbau positiver Beziehungen zu Lehrkräften nicht nur vorteilhaft, sondern transformativ. Wenn Eltern und Lehrer effektiv zusammenarbeiten, verbessern sich die Bildungsergebnisse für Kinder erheblich. Es geht darum, eine Partnerschaft zu schaffen, in der sich beide Seiten respektiert und wertgeschätzt fühlen. Gegenseitiger Respekt bildet die Grundlage für diese Beziehung.

Wenn Lehrkräfte Sie als Verbündeten in der Bildungserfahrung Ihres Kindes sehen, sind sie eher bereit, sich für die Schaffung einer unterstützenden Lernumgebung einzusetzen. Dieser Respekt wird durch offene Kommunikation, Verständnis und die Anerkennung der jeweiligen Expertise kultiviert. Sie als Eltern kennen Ihr Kind am besten; der Lehrer versteht die Dynamik des Klassenzimmers. Gemeinsam können Sie einen Plan entwickeln, der die einzigartigen Bedürfnisse Ihres Kindes unterstützt.

Effektive Kommunikation ist der Schlüssel zur Aufrechterhaltung dieser Partnerschaft. Regelmäßige Rückmeldungen und Updates stellen sicher, dass sowohl Sie als auch die Lehrkräfte auf derselben Seite sind, was den Fortschritt und die Herausforderungen Ihres Kindes betrifft. Diese Rückmeldungen können formal, wie geplante

Besprechungen, oder informell, wie eine kurze E-Mail oder ein Anruf, erfolgen. Ziel ist es, die Kommunikationswege offen zu halten und einen kontinuierlichen Dialog zu ermöglichen.

Konstruktives Feedback ist ein weiterer wesentlicher Bestandteil. Wenn Sie die Leistungen oder das Verhalten Ihres Kindes besprechen, konzentrieren Sie sich auf Lösungen statt auf Probleme. Anstatt darauf hinzuweisen, was nicht funktioniert, schlagen Sie Alternativen vor oder fragen Sie nach der Perspektive des Lehrers zu möglichen Strategien. Dieser kooperative Ansatz schafft eine positive Atmosphäre, in der sich beide Seiten gehört und geschätzt fühlen.

Konflikte oder Meinungsverschiedenheiten können auftreten, aber es ist entscheidend, diese diplomatisch anzugehen. Aktives Zuhören während Diskussionen kann Missverständnisse vermeiden und sicherstellen, dass die Anliegen jeder Person vollständig verstanden werden. Indem Sie der Perspektive des Lehrers echte Aufmerksamkeit schenken, zeigen Sie Respekt für dessen Erfahrung und Einsicht. Das bedeutet nicht, dass Sie allem zustimmen müssen; es bedeutet lediglich, offen für deren Standpunkt zu sein.

Wenn Meinungsverschiedenheiten auftreten, suchen Sie nach Gemeinsamkeiten. Identifizieren Sie gemeinsame

Ziele für Ihr Kind und konzentrieren Sie sich darauf. Indem Sie sich auf gemeinsame Ziele ausrichten, können Sie zusammenarbeiten, um Lösungen zu finden, die Ihrem Kind zugutekommen. Dieser Ansatz löst nicht nur das unmittelbare Problem, sondern stärkt auch die Gesamtpartnerschaft.

Beispiele erfolgreicher Zusammenarbeit zwischen Eltern und Lehrkräften gibt es viele. Stellen Sie sich ein Szenario vor, in dem ein Lehrer und ein Elternteil gemeinsam Klassenraumstrategien entwickeln, die auf die Bedürfnisse eines Kindes zugeschnitten sind. Der Elternteil bemerkt, dass sein Kind Schwierigkeiten mit Übergängen hat, während der Lehrer Probleme bei Gruppenaktivitäten beobachtet. Durch die Kombination dieser Erkenntnisse entwickeln sie einen Plan, der visuelle Hilfsmittel für Übergänge und festgelegte Rollen während der Gruppenarbeit umfasst. Dieser maßgeschneiderte Ansatz verbessert nicht nur die Herausforderungen des Kindes, sondern steigert auch dessen Engagement und Teilnahme.

Solche Erfolgsgeschichten verdeutlichen die Macht der Zusammenarbeit. Wenn Eltern und Lehrkräfte zusammenarbeiten, schaffen sie ein kohärentes Unterstützungssystem, das die Bildungserfahrung des Kindes verbessert. Es geht darum, die Stärken des anderen zu erkennen und sie zum Wohle des Kindes zu nutzen. Diese Zusammenarbeit ist kein einmaliger Aufwand, sondern ein fortlaufender Prozess, der Engagement und Kommunikation erfordert.

Indem Sie diese positiven Beziehungen fördern, stellen Sie sicher, dass Ihr Kind die Unterstützung und das Verständnis erhält, die es braucht, um erfolgreich zu sein. Diese Partnerschaft wird zu einem Katalysator für Wachstum – nicht nur akademisch, sondern auch sozial und emotional. Während Sie weiterhin an diesen Beziehungen arbeiten, denken Sie daran, dass effektive Kommunikation die Brücke ist, die alle Bemühungen verbindet und einen Weg zum Erfolg für Ihr Kind schafft.

5.3 Das Schulsystem mit Zuversicht navigieren

Zum ersten Mal die Schule Ihres Kindes zu betreten, kann sich anfühlen, als würde man in eine riesige und komplexe Welt eintauchen. Schulen sind so aufgebaut, dass sie eine vielfältige Schülerschaft unterstützen, von denen jeder einzelne unterschiedliche Bedürfnisse und Stärken mitbringt. Dieses System zu verstehen, kann das Navigieren und Eintreten für Ihr Kind erheblich erleichtern.

Innerhalb des Schulsystems spielen sonderpädagogische Dienste eine entscheidende Rolle bei der Unterstützung von Schülern mit Behinderungen, einschließlich solcher im Autismus-Spektrum. Diese Dienste umfassen eine Vielzahl von Programmen, die darauf ausgelegt sind, die individuellen Bedürfnisse der Schüler zu erfüllen – von spezialisierter Förderung bis hin zu adaptiven Technologien. Der Zugang zu Schulberatern und Therapeuten ist eine weitere wichtige Ressource. Diese Fachleute bieten emotionale und psychologische Unterstützung, helfen den Schülern, Herausforderungen zu bewältigen, und entwickeln Bewältigungsstrategien. Sie arbeiten eng mit Lehrern und Eltern zusammen, um ein zusammenhängendes Unterstützungsnetzwerk zu schaffen, das eine positive Lernumgebung fördert.

Schlüsselkontakte innerhalb der Schule zu identifizieren, ist ein wichtiger Schritt, um sicherzustellen, dass die Bedürfnisse Ihres Kindes erfüllt werden. Beginnen Sie damit, den Koordinator für sonderpädagogische Förderung zu kontaktieren. Diese Person beaufsichtigt die Umsetzung der sonderpädagogischen Dienste und fungiert als Verbindungsperson zwischen Eltern und Schule. Sie ist Ihr zentraler Ansprechpartner für Fragen zu Programmen, Anpassungen und den für Ihr Kind verfügbaren Leistungen.

Auch der Kontakt zu Schulpsychologen kann von großem Nutzen sein. Diese Fachkräfte beurteilen die Bedürfnisse der Schüler und geben Einblicke in ihre Lern- und Verhaltensmuster. Durch den Aufbau von Beziehungen zu diesen Schlüsselkontakten schaffen Sie ein Team, das sich der Unterstützung der Bildungserfahrung Ihres Kindes widmet. Zu wissen, an wen Sie sich bei spezifischen Anliegen wenden können, stärkt Ihre Fähigkeit, effektiv einzutreten, und stellt sicher, dass Ihr Kind die notwendige Unterstützung erhält.

Das Eintreten im Schulsystem erfordert einen strategischen Ansatz. Sich mit den Richtlinien des Schulbezirks vertraut zu machen, ist unerlässlich. Diese Richtlinien definieren die Rechte und Pflichten von Schülern, Eltern und Lehrkräften und bieten einen Rahmen für die Behandlung von Anliegen und die Durchsetzung notwendiger Änderungen. Ein Verständnis dieser Richtlinien hilft Ihnen, das System sicherer zu navigieren und sicherzustellen, dass die Bedürfnisse Ihres Kindes Priorität haben.

Die Teilnahme an Sitzungen des Schulvorstands ist eine weitere wirkungsvolle Möglichkeit, sich für Ihr Kind einzusetzen. Diese Sitzungen bieten eine Plattform, um Bedenken zu äußern, Erfahrungen zu teilen und Entscheidungen zu beeinflussen, die die gesamte Schulgemeinschaft betreffen. Durch aktive Mitwirkung können Sie dazu beitragen, eine inklusivere und unterstützendere Umgebung für alle Schüler zu schaffen.

Elternengagement in schulischen Aktivitäten ist nicht nur vorteilhaft, sondern auch transformativ. Indem Sie aktiv an Schulveranstaltungen und -ausschüssen teilnehmen, zeigen Sie Ihr Engagement für die Bildung Ihres Kindes und fördern ein Gefühl der Gemeinschaft. Das Ehrenamt bei

Schulveranstaltungen – sei es, um bei einem Schulfest zu helfen oder bei einem Ausflug zu begleiten – ermöglicht es Ihnen, mit Lehrern, Mitarbeitern und anderen Eltern in Kontakt zu treten und Beziehungen aufzubauen, die die Bildungserfahrung Ihres Kindes bereichern.

Die Mitarbeit in Elternbeiräten oder anderen Gremien bietet eine weitere sinnvolle Möglichkeit, sich einzubringen. Diese Gruppen bieten eine Plattform für Eltern, um mit der Schulleitung in Fragen wie der Entwicklung von Lehrplänen, politischen Änderungen und der Zuweisung von Ressourcen zusammenzuarbeiten. Ihre Einblicke und Erfahrungen als Elternteil sind von unschätzbarem Wert, um den Ansatz der Schule in Bezug auf Bildung und Inklusion zu gestalten.

Das Elternengagement geht über formale Rollen hinaus und umfasst tägliche Interaktionen und die Beteiligung am Lernen Ihres Kindes. Der Besuch von Eltern-Lehrer-Konferenzen, das Durchsehen von Hausaufgaben und das Besprechen von Schulerfahrungen mit Ihrem Kind sind alles Möglichkeiten, verbunden und informiert zu bleiben. Diese Interaktionen bieten Gelegenheiten, Anliegen anzusprechen, Erfolge zu feiern und die Bedeutung von Bildung zu stärken.

Indem Sie aktiv engagiert sind, schaffen Sie ein unterstützendes Umfeld, das das Wachstum und die

Entwicklung Ihres Kindes fördert. Dieses Engagement kommt nicht nur Ihrem Kind akademisch zugute, sondern stärkt auch das Gefühl der Zugehörigkeit und Gemeinschaft innerhalb der Schule.

Während Sie das Schulsystem navigieren, denken Sie daran, dass Sie nicht allein sind. Viele Eltern vor Ihnen haben ähnliche Herausforderungen gemeistert und Wege gefunden, effektiv für ihre Kinder einzutreten. Durch das Verständnis der Struktur und Ressourcen, den Aufbau von Beziehungen zu Schlüsselkontakten und die aktive Teilnahme an schulischen Aktivitäten können Sie sicherstellen, dass die Bedürfnisse Ihres Kindes erfüllt und sein Potenzial entfaltet wird. Ihr Engagement ist eine kraftvolle Kraft, die die Bildungserfahrung Ihres Kindes formt und eine unterstützende, inklusive Umgebung schafft, in der es gedeihen kann.

Gemeinschaft aufbauen: Unterstützungsnetzwerke finden und schaffen

In der Welt der Erziehung eines autistischen Kindes wird Gemeinschaftsunterstützung zu einem unschätzbaren Gut. Sie bietet sowohl emotionale als auch praktische Hilfe und bildet ein Sicherheitsnetz aus geteilten Erfahrungen und kollektiver Weisheit. Stellen Sie sich eine Gruppe von Menschen vor, die Ihre täglichen Herausforderungen und Erfolge verstehen und Empathie ohne Urteil anbieten.

Dieses Netzwerk kann eine Quelle der Stärke und Resilienz sein und Ihnen helfen, die Komplexitäten des Elternseins mit größerer Leichtigkeit zu bewältigen. Emotionale Widerstandskraft wird in solchen Gemeinschaften genährt, in denen Ermutigung und Verständnis ein Gefühl der Zugehörigkeit schaffen. Gespräche mit anderen, die ähnliche Herausforderungen erlebt haben, können die emotionale Belastung verringern und Trost sowie Kameradschaft bieten.

Das Finden bestehender Unterstützungsnetzwerke ist ein entscheidender Schritt beim Aufbau einer solchen Gemeinschaft. Autismus-Selbsthilfegruppen sind ein hervorragender Ausgangspunkt und oft in örtlichen Gemeindezentren oder über medizinische Anbieter zu finden. Diese Gruppen bieten einen Raum, um Geschichten auszutauschen, Ratschläge zu geben und Solidarität mit anderen auf einem ähnlichen Weg zu finden. Online-Foren und soziale Medien erweitern diese Möglichkeiten weiter und verbinden Sie mit Familien weltweit. Plattformen wie Facebook hosten zahlreiche Gruppen, in denen Eltern Einblicke, Ressourcen und emotionale Unterstützung teilen. Diese digitalen Räume sind besonders vorteilhaft für Menschen, die möglicherweise keinen Zugang zu lokalen Gruppen haben, da sie von zu Hause aus ein Gefühl von Verbindung und Gemeinschaft bieten.

Ein eigenes Unterstützungsnetzwerk zu schaffen, ist eine weitere lohnenswerte Möglichkeit. Sie könnten damit beginnen, informelle Treffen mit anderen Eltern in Ihrer Umgebung zu organisieren. Diese Zusammenkünfte können zwanglos sein, vielleicht ein Kaffeetreff oder ein Spielnachmittag, bei dem Eltern sich entspannen und Ideen austauschen können. Ziel ist es, eine einladende Atmosphäre zu schaffen, in der sich jeder wohl fühlt, seine Erfahrungen zu teilen. Wenn die Gruppe wächst, könnten Sie eine formellere Struktur in Betracht ziehen, wie regelmäßige Treffen oder einen dedizierten Online-Bereich. Eine Online-Gruppe zu erstellen, kann Ihre Reichweite erweitern und es ermöglichen, Mitglieder einzubeziehen, die persönlich nicht teilnehmen können. Plattformen wie WhatsApp oder Facebook eignen sich hervorragend, um eine Gruppe zu schaffen, in der Mitglieder kommunizieren, Ressourcen teilen und Veranstaltungen planen können.

Beispiele für florierende Unterstützungsnetzwerke zeigen den tiefgreifenden Einfluss, den sie auf Familien haben können. Gemeinschaftsgetriebene Workshops, die sich auf spezifische Aspekte der Autismusunterstützung konzentrieren – wie Kommunikationsstrategien oder sensorisch freundliche Umgebungen – bieten Eltern praktische Werkzeuge und Wissen. Solche Workshops beinhalten oft Gastredner oder Experten, die wertvolle

Einblicke geben und ein Gefühl der Ermächtigung unter den Teilnehmern fördern.

Kollaborative Interessenvertretungsbemühungen sind ein weiteres Merkmal erfolgreicher Gemeinschaften. Indem Eltern ihre Kräfte bündeln, können sie sich für bessere Ressourcen, Dienstleistungen und Richtlinien in Schulen und der lokalen Regierung einsetzen. Diese kollektiven Bemühungen kommen nicht nur einzelnen Familien zugute, sondern tragen auch zu einem gesellschaftlichen Wandel bei, indem sie das Bewusstsein erhöhen und die Unterstützung für alle Kinder mit Autismus verbessern.

Der Wert dieser Netzwerke geht über unmittelbare Unterstützung hinaus; sie schaffen dauerhafte Verbindungen und Freundschaften. In diesen Gemeinschaften finden Mitglieder oft mehr als nur Ratschläge; sie finden Menschen, die Teil ihrer erweiterten Familie werden. Die geteilten Erfahrungen und das gegenseitige Verständnis schmieden Bindungen, die ein Leben lang halten können. Diese Beziehungen bieten ein Gefühl von Kontinuität und Unterstützung und geben die Gewissheit, dass Sie nicht allein sind, wenn es darum geht, die Herausforderungen und Freuden der Erziehung eines autistischen Kindes zu meistern.

Während Sie diese Netzwerke aufbauen und sich mit ihnen beschäftigen, tragen Sie zu einer größeren Bewegung bei, die sich für Verständnis und Akzeptanz einsetzt. Die Auswirkungen Ihres Engagements beschränken sich nicht nur auf Ihren unmittelbaren Kreis; sie strahlen nach außen, beeinflussen Wahrnehmungen und fördern Inklusion in der breiteren Gemeinschaft. Durch diese kollektiven Bemühungen helfen Sie, eine Welt zu schaffen, in der Unterschiede gefeiert werden und jedem Kind die Möglichkeit gegeben wird, zu gedeihen.

Ihre Teilnahme an diesen Netzwerken ist ein Beweis für die Kraft der Gemeinschaft, eine Erinnerung daran, dass wir zusammen mehr erreichen können, als wir es jemals allein könnten. In diesem Kapitel haben wir die Bedeutung von Gemeinschaftsunterstützung, die Schritte zur Suche oder Schaffung von Netzwerken und den Einfluss dieser Gemeinschaften auf Familien untersucht. Während wir weitermachen, denken Sie daran, dass Sie nicht allein sind. Unterstützung und Gemeinschaft sind immer in Reichweite und bereit, Ihnen bei den Herausforderungen und Freuden der Erziehung Ihres Kindes zur Seite zu stehen. Gemeinsam bauen wir eine Welt, die das einzigartige Potenzial jedes Kindes begrüßt und unterstützt.

KAPITEL 6: Umgang Mit Herausforderndem Verhalten

Ich erinnere mich an eine Mutter, die eine Geschichte über ihren Sohn Ethan erzählte. Ethan liebte schon immer das Klangspiel auf ihrer Veranda. An einem stürmischen Tag jedoch, als die Windspiele lauter als gewöhnlich klangen, verwandelte sich Ethans Freude in Verzweiflung. Seine Mutter beobachtete mit schmerzendem Herzen, wie er sich die Ohren zuhielt und ins Haus zurückzog. Diese unerwartete Reaktion war für sie ein Moment der Erkenntnis. Sie stellte fest, dass Ethan zwar das sanfte Klirren der Windspiele genoss, der verstärkte Lärm während eines Sturms jedoch überwältigend wurde und Unwohlsein auslöste. Dieses Erlebnis unterstrich die Bedeutung, die Auslöser für herausforderndes Verhalten bei autistischen Kindern zu verstehen – seien sie umweltbedingt oder emotional.

Das Erkennen von Verhaltensauslösern ist ein wesentlicher Bestandteil der Unterstützung Ihres Kindes. Wenn Sie verstehen, was bestimmte Reaktionen auslöst, können Sie proaktiv Schritte unternehmen, um solche Situationen zu vermeiden oder abzumildern. Umweltbedingte Auslöser umfassen oft laute Geräusche, überfüllte Orte oder grelles Licht – alles Dinge, die für ein Kind mit erhöhter sensorischer Empfindlichkeit unerträglich wirken können.

Stellen Sie sich vor, Sie betreten ein geschäftiges Einkaufszentrum voller greller Lichter und einem Wirrwarr von Geräuschen – eine solche Umgebung kann selbst für Menschen ohne sensorische Empfindlichkeiten überwältigend sein. Für Ihr Kind können diese Reize unerträglich werden und Angst oder Unbehagen hervorrufen. Das Erkennen solcher Auslöser ermöglicht es Ihnen, die Umgebung Ihres Kindes anzupassen und einen angenehmeren, unterstützenden Raum zu schaffen.

Emotionale Auslöser wie Frustration oder Angst können ebenfalls zu herausforderndem Verhalten führen. Wenn ein Kind sich missverstanden fühlt oder seine Bedürfnisse nicht effektiv kommunizieren kann, baut sich Frustration auf, die sich manchmal in Wutanfällen oder Rückzug äußert. Auch Angst kann als Auslöser wirken, insbesondere in neuen oder unvorhersehbaren Situationen, die Stress verursachen. Das Verständnis dieser emotionalen Auslöser ist entscheidend, um Meltdowns zu verhindern und emotionale Regulierung zu fördern. Indem Sie Muster im Zusammenhang mit diesen Emotionen identifizieren, können Sie Strategien entwickeln, die Ihrem Kind helfen, besser damit umzugehen.

Beobachten und dokumentieren Sie das Verhalten Ihres Kindes, um Auslöser zu identifizieren. Ein Verhaltensprotokoll kann dabei helfen, herausfordernde Verhaltensweisen zu analysieren, indem es festhält, wann und wo sie auftreten, sowie die vorausgehenden Ereignisse oder Reize notiert. Dieses Protokoll ist ein wertvolles Werkzeug, um Muster zu erkennen und spezifische Auslöser zu identifizieren. Mobile Apps, die für die Verhaltensverfolgung entwickelt wurden, können diesen Prozess vereinfachen und eine zugängliche Plattform bieten, um Verhaltensweisen unterwegs zu dokumentieren und zu analysieren. Solche Tools ermöglichen es Ihnen, Trends zu erkennen, die möglicherweise nicht sofort offensichtlich sind – etwa eine Tageszeit, zu der Ihr Kind besonders anfällig für Stress ist.

Sobald die Auslöser identifiziert sind, können Sie Strategien implementieren, um sie zu minimieren oder zu vermeiden. Die Anpassung sensorischer Reize ist eine effektive Methode. Dies könnte den Einsatz von geräuschunterdrückenden Kopfhörern oder Sonnenbrillen umfassen, um sensorische Überforderung zu reduzieren. Der Schlüssel liegt darin, eine Umgebung zu schaffen, in der sich Ihr Kind sicher und selbstbestimmt fühlt. Auch das Planen von Aktivitäten zu ruhigeren Zeiten kann helfen. Beispielsweise reduziert ein Spielplatzbesuch außerhalb der Stoßzeiten die Wahrscheinlichkeit, auf überwältigende Menschenmengen oder Lärm zu treffen. Durch solche Anpassungen bieten Sie Ihrem Kind ein Gefühl von Vorhersehbarkeit und Komfort, was die Wahrscheinlichkeit herausfordernder Verhaltensweisen verringert.

Kommunikation spielt eine zentrale Rolle beim Erkennen und Umgang mit Auslösern. Wenn Sie Ihr Kind ermutigen, Unbehagen auszudrücken, bevor es eskaliert, können Sie Stresssituationen vorbeugen. Kommunikationshilfen wie Bildkarten oder Apps können diesen Prozess erleichtern, indem sie Ihrem Kind eine Stimme geben, um seine Bedürfnisse und Gefühle auszudrücken. Kindern beizubringen, Unwohlsein zu signalisieren – sei es durch Worte, Zeichen oder Gesten – befähigt sie, ihre Umgebung aktiv zu gestalten. Wenn Ihr Kind effektiv kommunizieren kann, ist es weniger wahrscheinlich, dass es auf Verhaltensweisen zurückgreift, die aus Frustration oder Angst resultieren.

6.1 Interaktives Element: Erstellen eines Verhaltensprotokolls

Überlegen Sie, ein Verhaltensprotokoll zu führen, um die Reaktionen Ihres Kindes auf verschiedene Auslöser zu verfolgen. Notieren Sie die Uhrzeit, den Ort und die spezifischen Umstände, die jedes Ereignis umgeben. Mit der Zeit können sich Muster zeigen, die Einblicke in Auslöser geben und Ihnen helfen, wirksame Strategien zur Prävention und Unterstützung zu entwickeln.

Indem Sie herausfordernde Verhaltensweisen und ihre Auslöser verstehen und Strategien zu deren Bewältigung umsetzen, schaffen Sie eine unterstützende und harmonischere Umgebung für Ihr Kind. Dieser proaktive Ansatz verhindert nicht nur Stress, sondern befähigt Ihr Kind auch, sich selbstbewusster und sicherer in seiner Welt zurechtzufinden.

6.2 Umgang mit Meltdowns: Strategien für Ruhe

Meltdowns unterscheiden sich erheblich von Wutanfällen, auch wenn sie für das ungeübte Auge ähnlich erscheinen mögen. Während ein Wutanfall oft aus dem Wunsch eines Kindes resultiert, ein bestimmtes Ziel zu erreichen, wie ein Spielzeug oder Aufmerksamkeit, sind Meltdowns unwillkürliche Reaktionen auf überwältigende Reize. Sie treten auf, wenn die sensorischen oder emotionalen Eindrücke die Bewältigungskapazität des Kindes übersteigen, was zu einem Kontrollverlust führt. Während eines Meltdowns können physiologische Reaktionen wie schnelles Atmen, erhöhter Herzschlag und sogar Schwitzen auftreten, da der Körper auf die wahrgenommene Bedrohung reagiert. Es handelt sich hierbei nicht um einen berechneten Akt des Widerstands, sondern um eine neurobiologische Reaktion auf einen chaotischen inneren Zustand. Dieses Verständnis ist entscheidend, um angemessene Unterstützung zu leisten. Während Wutanfälle durch Verhaltensstrategien gemanagt werden können, die sich auf das zugrunde liegende Verlangen konzentrieren, erfordern Meltdowns einen anderen Ansatz, der auf die Schaffung einer beruhigenden Umgebung abzielt.

Bei einem Meltdown können unmittelbare Strategien helfen, die Situation effektiv zu deeskalieren. Tiefe Drucktechniken sind oft hilfreich; beispielsweise kann eine gewichtete Decke das beruhigende Gefühl von Halt vermitteln, das das Nervensystem beruhigen kann. Diese Art von Druck hat sich als effektiv erwiesen, um Angst zu reduzieren und ein Gefühl von Sicherheit zu fördern, was sie zu einem wertvollen Werkzeug während eines Meltdowns macht. Beruhigende sensorische Hilfsmittel, wie Fidget-Spielzeuge, können ebenfalls Ablenkung und Selbstberuhigung bieten. Diese Werkzeuge liefern taktile Reize, die helfen können, das Kind zu erden und seine Aufmerksamkeit von überwältigenden Reizen wegzulenken. Ziel ist es, eine unterstützende Umgebung zu schaffen, die dem Kind ermöglicht, in seinem eigenen Tempo die Kontrolle zurückzugewinnen – frei von zusätzlichen Stressfaktoren wie grellem Licht oder lauten Geräuschen.

Die Erholungsphase nach einem Meltdown ist genauso wichtig wie die unmittelbare Reaktion. Sobald der erste Sturm vorüber ist, ist es entscheidend, Ihrem Kind ruhige Zeit in einem sicheren Raum zu bieten. Dies könnte ein vertrauter Raum zu Hause sein, in dem es sich sicher fühlt und ohne Druck entspannen kann. Geben Sie ihm die Zeit, die es benötigt, um sich zu erholen und das Erlebnis zu verarbeiten. Sobald Ihr Kind ruhig ist, ermutigen Sie es behutsam, über das Geschehene zu reflektieren. Das Besprechen des Ereignisses kann ihm helfen, seine Auslöser zu verstehen und Wege zu finden, in Zukunft besser damit umzugehen. Dieses Gespräch sollte mit Einfühlungsvermögen und Geduld geführt werden, um zu betonen, dass seine Gefühle gültig sind und dass Sie da sind, um es zu unterstützen.

In der Praxis haben viele Eltern und Betreuer mit diesen Strategien Erfolg gehabt. Eine Mutter berichtete, wie ihre Tochter, die oft in überfüllten Räumen Meltdowns erlebte, Trost in einem einfachen Fidget-Spinner fand. Die wiederholende Bewegung und der Fokus auf ein einzelnes Objekt halfen ihrer Tochter, ihre Angst zu bewältigen, und boten ihr einen greifbaren Anker inmitten sensorischer Überlastung. Ein anderer Betreuer beschrieb den Einsatz einer gewichteten Weste für einen Jungen, der Schwierigkeiten mit dem Chaos in einem geschäftigen Klassenzimmer hatte. Die Weste bot einen ständigen, beruhigenden Druck, der ihm half, ruhig und konzentriert zu bleiben, wodurch die Häufigkeit und Intensität der Meltdowns reduziert wurde.

Diese Beispiele verdeutlichen die Kraft individuell abgestimmter Interventionen im Umgang mit Meltdowns. Mit den richtigen Hilfsmitteln und einem fundierten Verständnis können Kinder diese herausfordernden

Momente effektiver bewältigen. Es ist wichtig, sich daran zu erinnern, dass jedes Kind einzigartig ist und dass das, was bei einem funktioniert, möglicherweise bei einem anderen nicht den gleichen Erfolg hat.

Durch das Experimentieren mit verschiedenen Techniken und Hilfsmitteln können Sie herausfinden, was den Bedürfnissen Ihres Kindes am besten entspricht. Ob es darum geht, eine sensorisch freundliche Umgebung zu schaffen, beruhigende Strategien einzusetzen oder Erfahrungen nach einem Meltdown zu besprechen – der Fokus sollte immer darauf liegen, Ihr Kind zu verstehen und zu unterstützen. Auf diese Weise helfen Sie ihm nicht nur, unmittelbare Herausforderungen zu bewältigen, sondern befähigen es auch, Resilienz und Selbstbewusstsein im Umgang mit überwältigenden Situationen aufzubauen.

6.3 Positive Behavior Supports (PBS) umsetzen

Positive Behavior Supports (PBS) revolutionieren den Umgang mit herausforderndem Verhalten, indem sie den Fokus von Bestrafung hin zur Verstärkung erwünschter Verhaltensweisen verlagern. Im Gegensatz zu traditionellen Disziplinierungsansätzen, die oft auf die Korrektur negativen Verhaltens durch Konsequenzen abzielen, baut PBS auf Positivem auf. Das Grundprinzip von PBS ist einfach, aber wirkungsvoll: Ermutigen und belohnen Sie die Verhaltensweisen, die Sie häufiger sehen möchten. Dieser

Ansatz schafft nicht nur eine positivere Umgebung, sondern stärkt auch Kinder, indem er ihre Stärken und Erfolge hervorhebt. Indem PBS darauf abzielt, was ein Kind richtig macht, anstatt sich auf Fehler zu konzentrieren, fördert es ein Gefühl von Leistung und Motivation, was die gesamte Entwicklung und das Selbstwertgefühl eines Kindes erheblich beeinflussen kann.

Klare Erwartungen und Regeln festzulegen, ist ein grundlegender Schritt, um PBS effektiv umzusetzen. Besonders Kinder im Autismus-Spektrum gedeihen in einer Umgebung, die vorhersehbar ist und in der sie genau wissen, was von ihnen erwartet wird. Beginnen Sie damit, visuelle Regeln zu erstellen, die leicht zu verstehen und zu befolgen sind. Diese können als Bildtafeln oder visuelle Hilfsmittel gestaltet sein, die gewünschte Verhaltensweisen wie das Teilen von Spielzeug oder das Erledigen von Hausaufgaben darstellen. Konsequenz ist entscheidend; sobald die Regeln etabliert sind, müssen sie regelmäßig verstärkt werden, damit sie Teil der Routine des Kindes werden. Diese kontinuierliche Verstärkung schafft eine strukturierte Umgebung, in der Kinder wissen, welche Verhaltensweisen geschätzt und belohnt werden. Klare Kommunikation dieser Erwartungen, sowohl verbal als auch visuell, bietet einen Rahmen, in dem sich Kinder sicher und selbstbewusst bewegen können.

Verstärkung spielt eine zentrale Rolle für den Erfolg von PBS. Durch den Einsatz positiver Verstärkung können Sie die Wiederholung gewünschter Verhaltensweisen fördern. Zwei effektive Methoden sind Token-Systeme und Belohnungstabellen. Bei Token-Systemen erhalten Kinder Token oder Punkte für positives Verhalten, die sie später gegen eine Belohnung ihrer Wahl eintauschen können. Dieses System vermittelt Kindern die Bedeutung von Belohnungsaufschub und Zielsetzung. Belohnungstabellen bieten dagegen eine visuelle Darstellung ihrer Leistungen. Jedes Mal, wenn ein Kind ein Zielverhalten zeigt, erhält es einen Sticker oder eine Markierung auf seiner Tabelle, die auf eine größere Belohnung hinführt. Unmittelbares und spezifisches Lob ist ein weiteres wirkungsvolles Werkzeug. Wenn ein Kind Affirmationen wie „Tolle Arbeit, dass du dein Spielzeug geteilt hast!" hört, versteht es genau, welches Verhalten anerkannt wird, was die Handlung verstärkt und zur Wiederholung ermutigt. Dieses Lob sollte ehrlich und konkret sein, direkt mit dem Verhalten verbunden, das Sie fördern möchten.

Positive Behavior Supports haben in verschiedenen Kontexten, von Klassenzimmern bis hin zu Haushalten, Erfolge gezeigt, indem sie Verhaltensherausforderungen mit Empathie und Effektivität begegnen. In einem Klassenzimmerszenario setzte eine Lehrerin ein Token-Ökonomie-System ein, um Teilnahme und Kooperation unter den Schülern zu fördern. Jeder Schüler erhielt einen Token für positive Interaktionen und erledigte Aufgaben, die sie dann nutzen konnten, um zusätzliche Spielzeit oder ein besonderes Privileg im Klassenzimmer zu „kaufen". Dieser Ansatz erhöhte nicht nur das Engagement, sondern schuf auch eine kooperative Atmosphäre, in der die Schüler motiviert waren, sich gegenseitig zu unterstützen. Zuhause nutzte ein Elternteil eine Belohnungstabelle, um das tägliche Leben ihres Kindes zu strukturieren, etwa beim eigenständigen Anziehen oder Erledigen von Aufgaben. Mit der Zeit begann das Kind, stolz auf seine Erfolge zu sein, motiviert durch den sichtbaren Fortschritt auf der Tabelle und die Belohnungen, die es erwarteten.

Ein weiteres Beispiel zeigt, wie eine Familie PBS einsetzte, um die häufige Ablehnung ihres Kindes bei Übergängen zwischen Aktivitäten zu bewältigen. Durch das Festlegen klarer Erwartungen mit einem visuellen Zeitplan und die Verwendung eines Token-Systems, das reibungslose Übergänge belohnte, stellten sie eine deutliche Verbesserung in der Bereitschaft ihres Kindes fest, von einer Aufgabe zur nächsten zu wechseln. Die Tokens, die gegen eine Lieblingsaktivität oder eine kleine Belohnung eingetauscht werden konnten, verwandelten die Übergänge von einer Quelle des Stresses in eine Gelegenheit für Belohnung. Diese Verlagerung des Fokus vom Problem auf die potenzielle Belohnung machte den Prozess für das Kind handhabbarer und für die Familie weniger stressig.

Die Umsetzung von Positive Behavior Supports erfordert ein Verständnis der individuellen Bedürfnisse und Motivationen des Kindes. Durch die Anpassung des Ansatzes an seine spezifischen Interessen und Stärken können Sie eine unterstützende Umgebung schaffen, die positives Wachstum und Entwicklung fördert. PBS ist keine universelle Lösung, sondern ein flexibler Rahmen, der bei durchdachter Anwendung zu erheblichen Verbesserungen im Verhalten und emotionalen Wohlbefinden führen kann.

6.4 Strategien an individuelle Bedürfnisse anpassen

Jedes Kind ist eine eigene kleine Welt – eine Erkenntnis, die besonders im Leben von Eltern eines autistischen Kindes tief greift. Die Eigenheiten, die Ihr Kind einzigartig machen, bedeuten oft, dass universelle Ansätze selten ausreichen. Individuelle Verhaltenspläne sind daher nicht nur hilfreich, sondern notwendig. Das Verständnis für die persönlichen Vorlieben und Abneigungen Ihres Kindes bildet die Grundlage für diese maßgeschneiderten Strategien. Manche Kinder finden Trost in der rhythmischen Bewegung einer Schaukel, während andere durch das taktile Gefühl einer gewichteten Decke beruhigt werden. Das Erkennen dieser Nuancen kann die Wirksamkeit von

Verhaltensunterstützung entscheidend verändern. Es ist unerlässlich, Ihr Kind aufmerksam zu beobachten, festzustellen, was ihm Freude bereitet und was Stress auslöst. Diese Beobachtungen bilden das Grundgerüst eines individuellen Plans, der mit spezifischen Strategien und Interventionen ausgearbeitet werden kann.

Die Entwicklung eines persönlichen Verhaltensplans ist eine Kunst und eine Wissenschaft zugleich und erfordert Zusammenarbeit und Kreativität. Die Zusammenarbeit mit Therapeuten oder Lehrern kann wertvolle Fachkenntnisse und Einsichten bieten. Diese Fachkräfte bringen ein Verständnis für Entwicklungsetappen und therapeutische Techniken mit, das auf die einzigartigen Bedürfnisse Ihres Kindes zugeschnitten werden kann. Indem Sie mit diesen Experten zusammenarbeiten, schaffen Sie einen gemeinsamen Ansatz, der deren Wissen mit Ihrem tiefen Verständnis der Welt Ihres Kindes verbindet. So entsteht ein tragfähiges Konzept, das das Wachstum und die Entwicklung Ihres Kindes unterstützt. Die Einbeziehung der Interessen Ihres Kindes in diese Pläne ist ebenso entscheidend. Wenn Ihr Kind beispielsweise eine Faszination für Züge hat, können Aktivitäten mit Zugthemen es nicht nur motivieren, sondern auch dazu beitragen, Lernen und Entwicklung auf eine ansprechende Weise zu fördern. Dieses Engagement ist der Schlüssel, da es die Interventionen von Pflichten in angenehme, erwartete Aktivitäten verwandelt.

Flexibilität und Anpassungsfähigkeit sind die Lebensadern wirksamer Verhaltenspläne. Regelmäßige Bewertung und Anpassung stellen sicher, dass diese Strategien sich im gleichen Tempo wie Ihr Kind weiterentwickeln. Während Ihr Kind wächst und sich verändert, sollten auch die eingesetzten Ansätze weiterentwickelt werden. Fortschritte zu beobachten ist ein kontinuierlicher Prozess, der ein Gespür für subtile Veränderungen in den Reaktionen und Bedürfnissen Ihres Kindes erfordert. Diese Wachsamkeit ermöglicht es Ihnen, informierte Änderungen vorzunehmen, damit die Strategien relevant und effektiv bleiben. Es ist ein dynamischer Prozess, der Geduld und Offenheit für Experimente erfordert. Doch die Belohnungen sind erheblich: Solche personalisierten Pläne können Durchbrüche in Kommunikation, Verhalten und emotionalem Wohlbefinden bewirken.

Betrachten Sie die Geschichte eines jungen Mädchens namens Ava, deren Eltern bemerkten, dass sie laute Umgebungen mied. In Zusammenarbeit mit ihrer Therapeutin entwickelten sie einen Plan, der geräuschunterdrückende Kopfhörer und ruhige Lieblingsbeschäftigungen wie Zeichnen mit Pastellkreiden beinhaltete. Diese Kombination reduzierte nicht nur ihre Angst in lauten Umgebungen, sondern ermutigte sie auch, sich durch Kunst auszudrücken. Der Erfolg des Plans lag in seiner Personalisierung, da er Avas Interessen und Bedürfnisse auf eine Weise einbezog, die mit ihr harmonierte. Ähnlich berichtete ein Therapeut von einem Jungen, der auf Vorhersehbarkeit angewiesen war. Seine Eltern erstellten einen visuellen Zeitplan mit seinen Lieblings-Cartoonfiguren, wodurch tägliche Routinen zu einem Spiel wurden. Diese Strategie half ihm nicht nur, reibungslos zwischen Aktivitäten zu wechseln, sondern verstärkte positive Verhaltensweisen durch ein Medium, das er als unterhaltsam und ansprechend empfand.

Diese Geschichten verdeutlichen die Kraft individueller Strategien bei der Bewältigung herausfordernder Verhaltensweisen. Durch die Anpassung von Interventionen an die einzigartigen Vorlieben und Abneigungen Ihres Kindes schaffen Sie eine unterstützende Umgebung, die Wachstum und Lernen fördert. Es geht nicht darum, ein Kind in eine vorgefertigte Schablone zu pressen, sondern darum, die Umgebung an das Kind anzupassen. Dieser Ansatz mildert nicht nur herausfordernde Verhaltensweisen, sondern stärkt Ihr Kind auch, indem er ihm Werkzeuge an die Hand gibt, mit denen es seine Welt selbstbewusst und autonom meistern kann. Die Reise der Individualisierung ist fortlaufend und erfordert Anpassung und Kreativität, aber die Ergebnisse sind oft transformierend und führen zu einer harmonischeren und erfüllteren Erfahrung für Sie und Ihr Kind.

Wenn Sie diese Strategien weiter erkunden, denken Sie daran, dass das Ziel nicht Perfektion, sondern Fortschritt ist. Jeder kleine Schritt nach vorne ist ein Erfolg, ein Beweis für Ihr Engagement und Verständnis. Mit Geduld und Beharrlichkeit können Sie eine Umgebung schaffen, in der die einzigartigen Fähigkeiten Ihres Kindes gefeiert und gefördert werden – und den Weg für eine Zukunft voller Möglichkeiten ebnen.

KAPITEL 7: Familiendynamik Und Unterstützung

Ich erinnere mich an einen sonnigen Nachmittag im Park mit meinen Kindern, einen Tag voller unbeschwertem Lachen, als sie einander über die Wiese jagten. Es war eine einfache Szene, die dennoch eine tiefere Bedeutung hatte. In ihrem Spiel spiegelte sich die Essenz der Geschwisterbindung wider – Unterstützung, Verständnis und eine gemeinsame Welt, die oft über Worte hinausgeht. Für Familien mit einem autistischen Kind spielen Geschwister eine entscheidende Rolle. Sie sind nicht nur Spielkameraden, sondern integrale Bestandteile des Unterstützungsnetzwerks, das das Familienleben trägt. Ihre einzigartige Position birgt sowohl Herausforderungen als auch Chancen, Empathie und Verständnis zu fördern.

Geschwister von autistischen Kindern werden oft zu Säulen der Stärke und Unterstützung. Ihre Anwesenheit vermittelt ein Gefühl von Normalität und Beständigkeit, das tröstend sein kann. Doch die Rolle eines Geschwisters geht über die reine Kameradschaft hinaus. Sie werden zu Fürsprechern, Verbündeten und manchmal auch Lehrern, die anderen helfen, die Feinheiten von Autismus zu verstehen und zu akzeptieren. Die alltäglichen Interaktionen zwischen Geschwistern können ein Klima der Akzeptanz und Inklusion schaffen, das für das emotionale Wohlbefinden des autistischen Kindes von entscheidender Bedeutung ist. Aktivitäten, die von Geschwistern geleitet werden, können diese Dynamik stärken. Ermutigen Sie Ihre Kinder, gemeinsam Projekte wie den Bau einer Höhle oder das Gestalten von Kunstwerken zu unternehmen. Solche Aktivitäten stärken ihre Beziehung und vermitteln wertvolle Lektionen über Teamarbeit und Zusammenarbeit. Ein Buddy-System kann ebenfalls hilfreich sein. Indem Sie Geschwister für bestimmte Aufgaben oder Routinen paaren, fördern Sie Verantwortungsbewusstsein und gegenseitige Unterstützung, was eine tiefere Bindung aufbaut, die auf Vertrauen und gemeinsamen Erfahrungen basiert.

Geschwister über Autismus aufzuklären, ist entscheidend, um ihnen das Verständnis für die einzigartigen Bedürfnisse und Verhaltensweisen ihres Bruders oder ihrer Schwester zu erleichtern. Altersgerechte Erklärungen können Autismus entmystifizieren und Missverständnisse oder Ängste ausräumen. Kinderbücher, die Autismus in nachvollziehbaren Begriffen erklären, können dabei äußerst hilfreich sein. Solche Bücher nutzen oft vertraute Charaktere und Situationen, um zu verdeutlichen, was es bedeutet, autistisch zu sein, und machen komplexe Konzepte für jüngere Zielgruppen zugänglich. Eine weitere wirksame Methode sind Familienbesprechungen oder Workshops, bei denen Geschwister Fragen stellen und ihre Gefühle äußern können. Diese Treffen schaffen einen sicheren Raum für offene Gespräche und stellen sicher, dass sich die Geschwister gehört und informiert fühlen. Da Kinder wachsen, entwickeln sich ihr Verständnis und ihre Fragen weiter, weshalb es wichtig ist, diese Diskussionen regelmäßig aufzugreifen, um neue Anliegen anzusprechen und ihr Wissen zu vertiefen.

Empathie und Verständnis zwischen Geschwistern können durch gezielte Aktivitäten gefördert werden, die Verbindung und Perspektivwechsel ermöglichen. Rollentausch-Spiele können dabei besonders erhellend sein. Indem Geschwister die Rollen tauschen, können sie die Perspektive des anderen erleben und Empathie für ihre einzigartigen Erfahrungen entwickeln. Beispielsweise kann ein nicht-autistisches Geschwisterkind gebeten werden, ohne Worte zu kommunizieren oder sich in einer sensorisch intensiven Umgebung zurechtzufinden. Solche Aktivitäten fördern nicht nur das Verständnis, sondern stärken auch die Geschwisterbindung, indem sie ein unterstützendes Netzwerk schaffen, in dem Unterschiede gefeiert statt nur toleriert werden.

Ich habe aus erster Hand erlebt, wie die Einbindung von Geschwistern die Familiendynamik verändern kann. Eine Familie, die ich kenne, führte eine wöchentliche Tradition ein, bei der jedes Geschwisterkind abwechselnd einen Familien-Spieleabend leitete. Das autistische Kind wählte Spiele aus, die seinen Interessen entsprachen, während die

Geschwister die Regeln anpassten, damit alle teilnehmen konnten. Diese einfache Tradition wurde zu einem geschätzten Ritual, das Inklusion förderte und Anpassungsfähigkeit lehrte. Eine andere Familie erzielte Erfolg durch Geschwister-Selbsthilfegruppen, in denen Kinder Erfahrungen austauschen und von Gleichaltrigen mit ähnlichen Familiendynamiken lernen konnten. Diese Gruppen vermittelten ein Gefühl der Zugehörigkeit und Bestätigung, dass sie mit ihren Erfahrungen nicht allein sind.

7.1 Interaktive Aktivität: Reflexionsjournal für Geschwister

Erwägen Sie, ein Reflexionsjournal für Geschwister zu starten. Ermutigen Sie Ihre Kinder, ihre Erfahrungen und Gefühle im Zusammenhang mit ihrem autistischen Geschwisterkind aufzuschreiben oder zu zeichnen. Geben Sie ihnen Anregungen wie „Was hast du heute über dein Geschwister gelernt?" oder „Beschreibe einen lustigen Moment, den ihr gemeinsam hattet." Diese Übung fördert Selbstreflexion und Empathie, hilft Geschwistern, ihre Gedanken auszudrücken, und vertieft ihr Verständnis von Autismus.

Die Einbindung von Geschwistern in das Leben eines autistischen Kindes ist ein Geschenk, das über die unmittelbare Familie hinausreicht. Es fördert Empathie,

Widerstandskraft und ein Verantwortungsbewusstsein, das sie in ihre breiteren sozialen Interaktionen mitnehmen. Indem Sie Geschwister mit Wissen und Möglichkeiten zur Verbindung ausstatten, schaffen Sie ein familiäres Umfeld, in dem sich jedes Mitglied wertgeschätzt und verstanden fühlt. Während Geschwister zusammen aufwachsen, lernen sie, die Komplexität des Lebens mit Mitgefühl und Einsicht zu bewältigen, und schmieden dabei Bindungen, die sowohl dauerhaft als auch transformativ sind.

7.2 Co-Parenting-Strategien für Konsistenz

In der vielschichtigen Welt des Elternseins ist Konsistenz der Faden, der die verschiedenen Muster und Farben des Familienlebens zusammenhält. Für Eltern autistischer Kinder kann eine konsistente Herangehensweise in beiden Haushalten – insbesondere bei getrennt lebenden Eltern – entscheidend für die Entwicklung und emotionale Stabilität des Kindes sein. Kinder gedeihen, wenn sie wissen, was sie erwartet, und Konsistenz im Erziehungsstil trägt dazu bei, eine stabile Umgebung zu schaffen. Einheitliche Regeln und Routinen sind dabei von grundlegender Bedeutung. Wenn beide Eltern denselben Richtlinien und Erwartungen folgen, reduziert das die Verwirrung und den Stress des Kindes. Das bedeutet nicht, dass beide Haushalte identisch sein müssen, sondern dass die grundlegenden Prinzipien – wie Abendroutinen, Disziplinmethoden und Ernährungsregeln

– übereinstimmen. Konsistenz bietet einen Rahmen, in dem sich Kinder sicher fühlen können, sodass sie sich auf das Lernen und Wachsen konzentrieren können, anstatt sich durch unvorhersehbare Veränderungen navigieren zu müssen.

Offene Kommunikation zwischen Co-Eltern ist unerlässlich, um diese Konsistenz zu gewährleisten. Regelmäßige Planungstreffen können dabei von unschätzbarem Wert sein. Solche Treffen bieten eine feste Zeit, um den Fortschritt des Kindes zu besprechen, Herausforderungen zu bewältigen und Strategien bei Bedarf anzupassen. Sie schaffen einen Raum, in dem beide Elternteile ihre Anliegen und Wünsche äußern können, wobei jede Stimme gehört und geschätzt wird. Konfliktlösungstechniken wie aktives Zuhören und Kompromissbereitschaft können dabei helfen, unterschiedliche Erziehungsstile zu überwinden. Es ist wichtig, diese Diskussionen mit Empathie und dem Willen, die Perspektive des anderen zu verstehen, anzugehen. Durch die Konzentration auf gemeinsame Ziele – wie das Wohl und Glück des Kindes – können Eltern gemeinsame Grundlagen finden und effektiv zusammenarbeiten. Offene und respektvolle Kommunikation kommt nicht nur dem Kind zugute, sondern stärkt auch die Co-Parenting-Beziehung und fördert Teamarbeit und gegenseitige Unterstützung.

Ein gut strukturierter Co-Parenting-Plan kann als Blaupause für Konsistenz dienen. Solche Pläne formalisieren die vereinbarten Ansätze und stellen sicher, dass beide Elternteile in ihren Bemühungen abgestimmt sind. Schriftliche Vereinbarungen zu Erziehungsmethoden können Erwartungen und Verantwortlichkeiten klären und Missverständnisse reduzieren. Solche Vereinbarungen könnten spezifische Routinen, Disziplinarmaßnahmen und Kommunikationsstrategien festlegen. Ebenso wichtig sind regelmäßige Überprüfungen des Co-Parenting-Plans. Kinder wachsen und verändern sich, und ebenso sollten sich die Strategien entwickeln, die zu ihrer Unterstützung eingesetzt werden. Die regelmäßige Überprüfung und Anpassung des Plans ermöglicht es den Eltern, sich an neue Herausforderungen anzupassen und Erfolge zu feiern. Indem der Plan dynamisch und reaktionsfähig bleibt, können Co-Eltern die sich entwickelnden Bedürfnisse ihres Kindes besser erfüllen.

Familien, die effektives Co-Parenting praktizieren, teilen oft Geschichten von Harmonie und Erfolg. In einem Fall fand eine Patchworkfamilie durch ein gemeinsames Engagement für Kommunikation und Flexibilität Frieden. Indem sie sich gegenseitig als Verbündete statt als Gegner betrachteten, schufen sie eine unterstützende Umgebung für ihr Kind. Wöchentliche Videoanrufe zwischen den Eltern stellten sicher, dass sie miteinander verbunden und informiert blieben, selbst wenn sie getrennt waren. Diese einfache, aber wirkungsvolle Lösung förderte ein Gefühl der Einheit und

Kohärenz, das allen Beteiligten zugutekam. Eine andere Familie entdeckte innovative Lösungen durch die Nutzung eines gemeinsamen digitalen Kalenders. Dieses Tool ermöglichte es beiden Elternteilen, über Termine, Schulveranstaltungen und Therapiesitzungen informiert zu bleiben, wodurch Verwirrung vermieden und die Zusammenarbeit erleichtert wurde. Durch den Einsatz von Technologie als Brücke erleichterten sie reibungslosere Übergänge zwischen den Haushalten und stärkten ihre Co-Parenting-Partnerschaft.

Im Bereich des Co-Parentings eines autistischen Kindes sind Konsistenz und offene Kommunikation von entscheidender Bedeutung. Sie bieten die Stabilität und Unterstützung, die für die Entwicklung und das Wohlbefinden des Kindes notwendig sind. Indem Eltern als Team zusammenarbeiten, können sie eine liebevolle Umgebung schaffen, in der ihr Kind gedeihen kann. Durch ein gemeinsames Verständnis und Zusammenarbeit stellen Co-Eltern sicher, dass sich ihr Kind unterstützt und geliebt fühlt, unabhängig von den Umständen.

7.3 Inklusive Familienaktivitäten gestalten

Im Mosaik des Familienlebens sind inklusive Aktivitäten die bunten Steine, die alle zusammenbringen und ein Gefühl von Einheit und Zugehörigkeit schaffen. Solche Aktivitäten bieten einen gemeinsamen Raum, in dem alle Familienmitglieder, unabhängig von ihren Fähigkeiten, miteinander in Verbindung treten, voneinander lernen und bleibende Erinnerungen schaffen können. Die Schönheit inklusiver Aktivitäten liegt in ihrer Fähigkeit, durch gemeinsame Erlebnisse Brücken zu bauen, die individuelle Unterschiede überbrücken. Stellen Sie sich eine Familie vor, die sich für einen Spieleabend versammelt, bei dem jedes Mitglied auf seine eigene Weise mitmacht und beiträgt. Indem die Regeln so angepasst werden, dass sie allen gerecht werden – zum Beispiel durch mehr Zeit für Entscheidungen oder den Einsatz visueller Hilfsmittel – entsteht eine Atmosphäre, in der alle mit Freude teilnehmen können. Dies bereichert nicht nur das gemeinsame Erlebnis, sondern fördert auch Empathie und Verständnis innerhalb der Familie, da jeder die Perspektiven und Fähigkeiten der anderen schätzen lernt.

Naturspaziergänge bieten eine weitere wunderbare Gelegenheit für inklusives Familienbonden. Solche Spaziergänge sind nicht nur Bewegung und frische Luft; sie sind eine Einladung, alle Sinne einzusetzen und die Welt gemeinsam zu entdecken. Für ein autistisches Kind kann ein Spaziergang in der Natur eine sensorisch bereichernde Erfahrung sein, erfüllt vom Rauschen der Blätter, dem Anblick bunter Vögel und dem Gefühl kühler Brisen. Indem Sie den Spaziergang auf sensorische Erlebnisse ausrichten –

zum Beispiel durch das Berühren verschiedener Oberflächen oder das bewusste Lauschen natürlicher Klänge – schaffen Sie einen bedeutsamen und inklusiven Ausflug. Diese Erlebnisse fördern Neugier und Lernen bei allen Familienmitgliedern, die ihre Beobachtungen und Entdeckungen teilen können, wodurch ein Gefühl des Staunens und der Verbundenheit mit der Natur entsteht.

Im Bereich der Kreativität bieten gemeinsame Kunstprojekte eine weitere Möglichkeit für Inklusivität. Kunst überschreitet verbale Kommunikation und ermöglicht es Kindern, sich durch Farben, Formen und Texturen auszudrücken. Wenn die ganze Familie an einem Wandbild oder einer Serie von Gemälden arbeitet, bringt jeder seine eigene Vision und seinen Stil in das Projekt ein. Sie können diese Aktivitäten an die Bedürfnisse Ihres Kindes anpassen, indem Sie verschiedene Materialien wie strukturiertes Papier oder große Pinsel bereitstellen, die seinen sensorischen Vorlieben entsprechen. Flexible Rollen bei der Teilnahme stellen sicher, dass jeder, vom jüngsten bis zum ältesten Familienmitglied, einen sinnvollen Beitrag leisten kann – sei es durch Malen, Anordnen von Materialien oder das Einbringen von Ideen. Das Ergebnis ist ein gemeinsames Meisterwerk, das die vielfältige und dennoch harmonische Natur Ihrer Familie symbolisiert.

Aktivitäten so anzupassen, dass sie individuellen Bedürfnissen gerecht werden, erfordert Kreativität und

Einfühlungsvermögen. Es geht darum, die Stärken und Herausforderungen jedes Familienmitglieds zu erkennen und die Aufgaben entsprechend zu gestalten. Wenn zum Beispiel bei einer Kochaktivität ein Kind gerne Zutaten abmisst und ein anderes gerne mixt, sorgt die Zuweisung von Rollen nach diesen Vorlieben dafür, dass jeder eingebunden und wertgeschätzt wird. Dieser Ansatz macht die Aktivität nicht nur unterhaltsam, sondern lehrt Kinder auch die Bedeutung von Zusammenarbeit und Teamarbeit. Durch diese Anpassungen wird verdeutlicht, dass jeder Beitrag wertvoll ist, was bei allen Beteiligten ein Gefühl von Erfolg und Zugehörigkeit fördert.

Familien, die Inklusivität leben, berichten oft von herzerwärmenden Geschichten der Transformation. Eine Familie etablierte die Tradition, gemeinschaftliche Picknicks zu veranstalten, die so gestaltet waren, dass sie Kinder mit unterschiedlichen Fähigkeiten einschlossen. Mit angepassten Spielen und Aktivitäten schufen sie einen einladenden Raum, in dem sich alle willkommen fühlten. Diese Veranstaltungen wurden zu einem Höhepunkt für die Gemeinschaft, stärkten die Bindungen und bauten Freundschaften auf, die über die unmittelbare Familie hinausgingen. Eine andere Familie passte ihre Feiertagstraditionen an, indem sie sensorikfreundliche Dekorationen und Aktivitäten einführte, damit ihr autistisches Kind voll teilnehmen konnte. Diese

Anpassungen bereicherten nicht nur ihre Feierlichkeiten, sondern vertieften auch die familiäre Verbindung, da sich jedes Mitglied gesehen und geschätzt fühlte.

Inklusive Familienaktivitäten gehen über das Finden gemeinsamer Grundlagen hinaus; sie feiern die einzigartigen Beiträge, die jeder Einzelne in die Familie einbringt. Indem Sie Aktivitäten mit Offenheit und der Bereitschaft zur Anpassung angehen, schaffen Sie eine Familienkultur, die Vielfalt wertschätzt und Einheit fördert. Diese gemeinsamen Erlebnisse werden zu den Fäden, die Ihre Familie zusammenweben, und schaffen ein Geflecht aus Liebe, Verständnis und gemeinsamer Freude.

7.4 Stress bewältigen und Burnout vorbeugen

Im Strudel des Alltags schleicht sich Stress oft unbemerkt ein und beginnt, das Gefüge des Familienlebens zu zersetzen. Er gleicht einem Schatten, der über Beziehungen schwebt und die Freuden des Elternseins trübt. Für Familien mit einem autistischen Kind können die Anforderungen besonders unnachgiebig sein. Die ständige Wachsamkeit, der Bedarf an Fürsprache und die emotionale Achterbahn aus Erfolgen und Rückschlägen fordern ihren Tribut. Wenn Stress unbeachtet bleibt, kann er zu Burnout führen – einem Zustand emotionaler, körperlicher und geistiger Erschöpfung. Burnout bei Eltern zeigt sich auf vielfältige Weise: Vielleicht fühlen Sie sich gereizt oder bereits von kleinen Aufgaben überwältigt. Es könnte eine Entfremdung von Ihren Lieben eintreten oder ein Verlust des Interesses an Aktivitäten, die Ihnen früher Freude bereiteten. Dieses Burnout betrifft nicht nur Sie, sondern strahlt auf die gesamte Familie aus, belastet Beziehungen und beeinträchtigt das allgemeine Wohlbefinden.

Um Stress zu bewältigen und Burnout vorzubeugen, ist es entscheidend, Stressbewältigungsstrategien in den Alltag zu integrieren. Achtsamkeitsübungen können in diesem Zusammenhang ein mächtiges Werkzeug sein. Achtsamkeit bedeutet, im Moment präsent zu sein und Gefühle ohne Bewertung anzuerkennen. Einfache Praktiken wie Atemübungen oder geführte Meditationen können helfen, den Geist zu zentrieren und Stress abzubauen. Diese Übungen erfordern nicht viel Zeit – schon wenige Minuten am Tag können einen Unterschied machen. Eine weitere wirksame Strategie ist die Planung von Selbstfürsorge-Routinen. Selbstfürsorge zu priorisieren ist keine Nachgiebigkeit, sondern eine Notwendigkeit, um die eigene mentale Gesundheit zu erhalten. Reservieren Sie täglich Zeit für Aktivitäten, die Ihr Wohlbefinden fördern. Das könnte ein Spaziergang, das Lesen eines Buches oder ein entspannendes Bad sein. Indem Sie Selbstfürsorge zu einem unverzichtbaren Bestandteil Ihres Tages machen, stärken Sie Ihre Reserven und bauen Widerstandskraft gegen Stress auf.

Während Selbstfürsorge und Achtsamkeit wichtig sind, gibt es Zeiten, in denen externe Unterstützung benötigt wird. Hilfe in Anspruch zu nehmen, ist ein Zeichen von Stärke, nicht von Schwäche. Professionelle Beratungsdienste können einen sicheren Raum bieten, um Gefühle zu erkunden und Bewältigungsstrategien zu entwickeln. Ein Therapeut kann Ihnen individuelle Unterstützung bieten, die auf Ihre spezifischen Umstände zugeschnitten ist, und Ihnen helfen, die Herausforderungen der Erziehung eines autistischen Kindes zu meistern. Selbsthilfegruppen für Eltern können ebenfalls von unschätzbarem Wert sein. Diese Gruppen bringen Menschen zusammen, die die Höhen und Tiefen Ihrer Erfahrungen kennen. Geschichten, Ratschläge und Ermutigungen mit anderen zu teilen, die „es verstehen", kann tiefgehend heilsam sein. Es erinnert Sie daran, dass Sie auf diesem Weg nicht allein sind und dass es eine Gemeinschaft gibt, die bereit ist, Sie zu unterstützen.

Ich habe erlebt, wie Familien ihren Stress in Stärke verwandelt haben, indem sie wirksame Stressabbau-Techniken eingeführt haben. Eine Familie, die ich kenne, führte einen wöchentlichen „unplugged"-Tag ein, an dem alle Bildschirme beiseitegelegt wurden und die Zeit im Freien verbracht wurde. Diese einfache Änderung ermöglichte es ihnen, sich miteinander und mit der Natur zu verbinden und den Stress der Woche abzubauen. Eine andere Familie richtete zu Hause eine „Wellness-Ecke" ein, ausgestattet mit gemütlichen Decken, beruhigenden Düften und Stressbewältigungs-Werkzeugen wie Stressbällen und Malbüchern. Dieser Ort wurde zu einem Zufluchtsort für Momente der Ruhe und Reflexion. Diese Beispiele zeigen, dass es mit gezielten Strategien möglich ist, Stress zu bewältigen und Burnout vorzubeugen, um eine harmonischere und unterstützendere häusliche Umgebung zu schaffen.

Die Vereinbarkeit von Beruf und Familie ist ein weiterer Bereich, in dem sich Stress ansammeln kann. Viele Eltern jonglieren mit mehreren Rollen, die jeweils eigene Anforderungen und Erwartungen mit sich bringen. Eine Balance zwischen beruflichen Verpflichtungen und familiären Bedürfnissen zu finden, ist von entscheidender Bedeutung. Ein Ansatz besteht darin, klare Grenzen zwischen Arbeit und Zuhause zu setzen. Das könnte bedeuten, bestimmte Zeiten für Arbeit und Familie festzulegen, sodass jede Seite Ihre volle Aufmerksamkeit erhält. Ebenso wichtig ist es, Ihre Bedürfnisse gegenüber Arbeitgebern zu kommunizieren und, wenn möglich, flexible Vereinbarungen zu treffen. Indem Sie für sich selbst eintreten, können Sie ein Arbeitsumfeld schaffen, das Ihre familiären Verpflichtungen unterstützt. Das Feiern kleiner Erfolge kann ebenfalls helfen, eine positive Einstellung inmitten des Chaos aufrechtzuerhalten. Ob es darum geht, ein Projekt abzuschließen oder ein friedliches Familienessen zu genießen – diese Momente anzuerkennen, kann die Moral und Motivation steigern.

Im Geflecht des Familienlebens sind Stressbewältigung und Burnout-Prävention essenzielle Fäden, die alles zusammenhalten. Während Sie die Herausforderungen und Freuden der Elternschaft meistern, denken Sie daran, Ihr eigenes Wohlbefinden zu priorisieren. Indem Sie Stressbewältigungsstrategien integrieren, Unterstützung suchen und eine Balance finden, schaffen Sie eine stärkere Grundlage für Ihre Familie. Diese Bemühungen stärken nicht nur Ihre Widerstandsfähigkeit, sondern bereichern auch die Beziehungen, die am meisten zählen.

Während wir zum nächsten Kapitel übergehen, werden wir uns mit weiteren Wegen zur Priorisierung von Selbstfürsorge beschäftigen, um sicherzustellen, dass Sie die Energie und Unterstützung haben, sowohl sich selbst als auch Ihre Familie zu fördern.

KAPITEL 8: Selbstfürsorge Und Emotionales Wohlbefinden

Ich erinnere mich an eine Mutter, die im Wirbelsturm des Alltags mit ihrem autistischen Kind Trost im einfachen Akt des Gehens fand. Jeden Morgen schnürte sie ihre Schuhe und ging nach draußen, selbst wenn es nur für zehn Minuten war. Diese kurze Flucht war ihr Zufluchtsort, ein Moment der Klarheit und Ruhe, bevor die Anforderungen des Tages begannen. In diesen kostbaren Minuten sorgte sie nicht nur physisch, sondern auch emotional für sich selbst. Ihre Geschichte ist eine eindringliche Erinnerung an die Kraft der Selbstfürsorge – eine oft übersehene Notwendigkeit, die nicht nur unser eigenes Wohlbefinden, sondern auch unsere Fähigkeit, für andere zu sorgen, transformiert.

Selbstfürsorge ist mehr als ein Luxus; sie ist ein wesentlicher Bestandteil effektiver Elternschaft, besonders angesichts der einzigartigen Herausforderungen, die mit der Erziehung eines autistischen Kindes einhergehen. Sie ermöglicht es uns, die Betreuung mit neuer Energie und Geduld anzugehen und so dem Burnout vorzubeugen, das sich so leicht einschleichen kann. Wie die Mutter, die Frieden in ihren morgendlichen Spaziergängen fand, bildet die körperliche Gesundheit durch regelmäßige Bewegung und gesunde Ernährung die Grundlage für Resilienz. Ob es ein zügiger Spaziergang, eine Yoga-Session oder die bewusste

Wahl einer ausgewogenen Mahlzeit ist – diese Selbstfürsorgehandlungen verleihen uns Stärke und Vitalität. Ebenso bieten mentale Gesundheitspraktiken wie Meditation oder Therapie Zuflucht für den Geist und liefern Werkzeuge, um die emotionalen Komplexitäten der Elternschaft zu meistern. Diese Praktiken schaffen Raum für Reflexion und Ruhe und ermöglichen es uns, neue Kraft zu schöpfen und den Tag mit Klarheit anzugehen.

Dennoch kämpfen Eltern oft mit Schuldgefühlen, wenn es darum geht, sich Zeit für sich selbst zu nehmen. Der Gedanke an Selbstfürsorge kann sich wie ein Luxus, ja sogar wie Egoismus anfühlen, wenn unzählige Verpflichtungen um unsere Aufmerksamkeit konkurrieren. Es ist wichtig, die Selbstfürsorge nicht als Nachgiebigkeit, sondern als Verantwortung zu begreifen – sowohl sich selbst als auch der Familie gegenüber. Indem wir Grenzen setzen und persönliche Zeit priorisieren, vermitteln wir unseren Kindern gesundes Verhalten und lehren sie die Bedeutung von Balance und Selbstachtung. Genauso wie wir sicherstellen, dass die Bedürfnisse unserer Kinder erfüllt werden, müssen wir auch unsere eigenen berücksichtigen und verstehen, dass ein gut genährtes Selbst besser in der Lage ist, andere zu unterstützen.

Für vielbeschäftigte Eltern kann die Integration von Selbstfürsorge in den Alltag entmutigend erscheinen, doch praktische Strategien machen es möglich. Schnelle

Entspannungstechniken wie Atemübungen bieten Momente der Ruhe mitten im Chaos. Diese Übungen können überall durchgeführt werden und bieten eine sofortige Erleichterung, die Körper und Geist zentriert. Regelmäßige "Ich-Zeit" einzuplanen, ist eine weitere praktische Herangehensweise. Es kann so einfach sein, eine Tasse Tee in Stille zu genießen oder sich einem Lieblingshobby hinzugeben. Indem wir uns diese Momente gönnen, bestätigen wir unsere eigene Wichtigkeit und schaffen einen Puffer gegen den Druck des Alltags.

8.1 Interaktives Element: Selbstfürsorge-Reflexionsübung

Nehmen Sie sich einen Moment Zeit, um über Ihre aktuellen Selbstfürsorgepraktiken nachzudenken. Überlegen Sie sich folgende Fragen: Welche Aktivitäten bringen Ihnen Freude und Erholung? Wie oft gehen Sie diesen Aktivitäten nach? Schreiben Sie eine Liste mit einfachen Selbstfürsorgehandlungen, die Sie in Ihren Tag integrieren können. Verpflichten Sie sich dazu, jeden Tag in dieser Woche eine davon umzusetzen und zu beobachten, wie sie Ihr Wohlbefinden und Ihre Interaktionen mit Ihrer Familie beeinflusst.

Erfolgsgeschichten von Eltern, die Selbstfürsorge priorisieren, zeigen, welche tiefgreifenden Auswirkungen dies haben kann. Ein Vater erzählte, wie das Laufen nicht nur seine Gesundheit, sondern auch seine Herangehensweise an die Elternschaft transformierte. Die Routine bot ein strukturiertes Ventil für Stress und verbesserte seine Geduld und Energie. Eine andere Mutter fand Gelassenheit im Tagebuchschreiben, einer täglichen Praxis, die es ihr ermöglichte, Emotionen zu verarbeiten und Perspektive zu gewinnen. Der Akt des Schreibens wurde zu einem erdenden Ritual, das zu mehr Klarheit und emotionaler Widerstandsfähigkeit führte. Diese Berichte spiegeln eine gemeinsame Wahrheit wider: Wenn wir in uns selbst investieren, verbessern wir unsere Fähigkeit, diejenigen zu pflegen, die uns wichtig sind.

Selbstfürsorge ist ein Eckpfeiler effektiver Elternschaft, eine Praxis, die sowohl unser individuelles Wohlbefinden als auch die Harmonie unserer Familie fördert. Denken Sie auf Ihrem weiteren Weg daran, dass die Fürsorge für sich selbst keine Ablenkung von der Elternschaft ist, sondern ein integraler Bestandteil davon. Genießen Sie die Momente, die Sie erneuern, und wissen Sie, dass jeder Akt der Selbstfürsorge ein Geschenk an Sie selbst und Ihre Lieben ist, das ein Zuhause fördert, in dem alle gedeihen können.

8.2 Die Balance finden: Elternschaft und persönliches Leben

Die Balance zwischen den verschiedenen Rollen, die Eltern übernehmen, ist oft eine Herausforderung, insbesondere wenn ein autistisches Kind in der Familie ist. Der Tag kann sich anfühlen wie ein Puzzle, bei dem jedes Teil eine andere Verantwortung oder einen persönlichen Wunsch darstellt. Vielleicht jonglieren Sie zwischen Arbeitstelefonaten, Therapie-Terminen und dem Versuch, einen Moment für Ihre eigenen Interessen zu finden. Dieser ständige Balanceakt kann zu Rollenkonflikten und Zeitdruck führen. Es ist leicht, sich zwischen den Anforderungen des Elternseins und den eigenen Zielen gefangen zu fühlen. Die Schwierigkeit besteht oft darin, eine Möglichkeit zu finden, sowohl die Verantwortung als Eltern als auch die persönlichen Ambitionen zu erfüllen, ohne sich dabei überfordert zu fühlen.

Zeitmanagement kann dabei zu Ihrem Verbündeten werden, um ein ausgewogenes Leben zu führen. Aufgaben zu priorisieren, ist eine einfache, aber wirksame Strategie. Beginnen Sie damit, die wichtigsten Aufgaben zu identifizieren, und konzentrieren Sie sich darauf, diese zuerst zu erledigen. Dieser Ansatz hilft, die Überforderung durch eine scheinbar endlose To-do-Liste zu reduzieren. Gemeinsame Familienziele können ebenfalls Harmonie in den Alltag bringen. Beispielsweise kann das Ziel, regelmäßige Familienessen zu haben, nicht nur die familiären Bindungen stärken, sondern auch eine feste Zeit schaffen, auf die sich alle freuen können. Indem Sie persönliche Interessen in diese gemeinsamen Ziele einfließen lassen, können Sie Erfüllung finden, ohne das Gefühl zu haben, Ihre Elternpflichten zu vernachlässigen.

Es ist entscheidend, die eigene Identität neben den Anforderungen der Elternschaft zu bewahren. Halten Sie an den Leidenschaften und Hobbys fest, die Sie ausmachen. Kreative Tätigkeiten wie Malen oder Schreiben können eine erfrischende Pause von den täglichen Verpflichtungen bieten. Ebenso können sportliche oder körperliche Aktivitäten sowohl belebend als auch stressabbauend wirken. Berufliche oder bildungstechnische Weiterentwicklungen sind ebenfalls wichtig. Ob es ein Kurs ist, um eine neue Fähigkeit zu erlernen, oder ein Hobby, das Ihre Leidenschaft entfacht – diese Aktivitäten können ein Gefühl von Erfüllung und persönlichem Wachstum vermitteln. Sie erinnern daran, dass Sie nicht nur Elternteil sind, sondern auch eine Person mit eigenen Träumen und Ambitionen.

Es gibt inspirierende Geschichten von Eltern, die es geschafft haben, Familienleben und persönliche Interessen miteinander zu verbinden. Eine Mutter beispielsweise, die trotz ihres vollen Terminkalenders weiterhin ihrer Leidenschaft für die Fotografie nachging, begann, alltägliche Momente mit ihren Kindern festzuhalten. Ihr Hobby wurde zu einer geschätzten Familienaktivität. Ein anderer Vater schaffte es, sein Interesse am Radfahren aufrechtzuerhalten, indem er seine Kinder in

Wochenendausflüge mit dem Fahrrad einbezog. Diese Fahrten wurden zu einer Familientradition, die körperliche Aktivität und Qualitätszeit miteinander verband. Flexible Arbeitsmodelle können ebenfalls eine bedeutende Rolle dabei spielen, eine Balance zu erreichen. Eltern, die die Möglichkeit haben, von zu Hause aus zu arbeiten oder ihre Arbeitszeiten anzupassen, finden oft leichter eine Möglichkeit, sowohl berufliche als auch familiäre Verpflichtungen zu erfüllen. Diese Flexibilität ermöglicht es ihnen, wichtige Termine wahrzunehmen oder an Aktivitäten ihrer Kinder teilzunehmen, ohne das Gefühl zu haben, sich zwischen Arbeit und Familie entscheiden zu müssen.

Die Balance zwischen Elternschaft und persönlichem Leben zu finden, ist ein fortlaufender Prozess, der Flexibilität und Kreativität erfordert. Es geht darum, anzuerkennen, dass beide Rollen wichtig sind und sich gegenseitig ergänzen können. Indem Sie persönliche Interessen in Familienaktivitäten integrieren und Ihre Zeit effektiv managen, können Sie ein erfülltes Leben führen, das sowohl Ihren Verpflichtungen als auch Ihren Leidenschaften gerecht wird. Diese Balance kommt nicht nur Ihnen zugute, sondern setzt auch ein positives Beispiel für Ihre Kinder. Sie lernen, die Bedeutung von Interessenverfolgung zu erkennen, während sie gleichzeitig ihre Verpflichtungen einhalten. Während Sie die Komplexität von Elternschaft und persönlichem Wachstum navigieren, denken Sie daran, dass es keine universelle Lösung gibt. Wichtig ist, das zu finden, was für Sie und Ihre Familie funktioniert, sodass Sie in beiden Bereichen ohne Kompromisse erfolgreich sein können.

8.3 Mit Stress und Angst umgehen

Elternschaft bringt immer eine gewisse Menge an Stress mit sich, doch für Eltern autistischer Kinder können diese Herausforderungen besonders intensiv erscheinen. Die Unsicherheit darüber, was die Zukunft bereithält, kann schwer auf Ihrem Herzen lasten. Fragen über die Entwicklung Ihres Kindes, seine Fähigkeit, sich in sozialen Umfeldern zurechtzufinden, oder wie es später im Erwachsenenalter klarkommen wird, tauchen oft in stillen Momenten auf und verstärken die tägliche Angst. Diese Unsicherheit bezieht sich nicht nur auf langfristige Perspektiven, sondern kann auch in alltägliche Entscheidungen einfließen – sei es die Wahl der richtigen Schule oder die Organisation von Therapieterminen. Jede Entscheidung fühlt sich bedeutend an, und der Druck, das "Richtige" zu tun, kann überwältigend sein.

Ein weiterer bedeutender Stressfaktor ist die soziale Isolation. Es ist nicht ungewöhnlich, das Gefühl zu haben, mit diesen Herausforderungen allein zu sein. Freunde und Familie, so gut sie es auch meinen, verstehen möglicherweise nicht die Komplexität Ihrer Situation.

Urteile und ungebetene Ratschläge können das Gefühl der Entfremdung verstärken und es erschweren, Unterstützung zu suchen. Das Verlangen nach Gemeinschaft und Verständnis wird intensiver, insbesondere wenn Sie mit öffentlicher Kritik oder Missverständnissen konfrontiert werden. Die Angst vor Beurteilungen oder Missverständnissen kann dazu führen, dass Sie sich zurückziehen und es schwierig finden, Ihre Erfahrungen zu teilen oder Hilfe bei Ihrem Umfeld zu suchen. Diese Isolation verstärkt den Stress und vermittelt das Gefühl, die Last allein tragen zu müssen.

Das Einbinden von Bewältigungsstrategien in den Alltag kann transformative Wirkungen haben. Achtsamkeitspraktiken, wie die Nutzung geführter Meditations-Apps, bieten eine Möglichkeit, sich inmitten des Chaos zu erden. Diese Momente der Ruhe schaffen Raum zum Durchatmen und Fokussieren, was dabei hilft, einen rasenden Geist zu beruhigen. Sie bieten einen Anker, der Ihnen hilft, zu einem Ort der Gelassenheit und Klarheit zurückzukehren, wenn der Stress überhandzunehmen droht. Körperliche Aktivitäten wie Yoga oder Joggen können helfen, Angstzustände durch Bewegung abzubauen, Spannungen zu lösen und die Stimmung zu heben. Solche Aktivitäten, ob allein oder in Gesellschaft ausgeführt, fördern ein Gefühl der Kontrolle und Ermächtigung und erinnern Sie an Ihre Widerstandskraft und Stärke.

Professionelle Unterstützung kann ein Rettungsanker sein, wenn die Bewältigung von Angst alleine zu schwierig wird. Therapeuten oder Berater bieten einen sicheren Raum, um Ihre Gefühle zu erkunden und Strategien zum Umgang mit Stress zu entwickeln. Techniken der kognitiven Verhaltenstherapie (CBT) können beispielsweise helfen, negative Denkmuster zu überdenken und gesündere Reaktionen auf Stressoren zu entwickeln. Der Zugang zu kommunalen psychischen Gesundheitsressourcen bietet zusätzliche Unterstützung und die Möglichkeit, sich mit anderen auszutauschen, die Ihre Erfahrungen verstehen.

Viele Eltern haben mit Stressbewältigungsstrategien Erfolg gefunden und dadurch nicht nur ihr eigenes Wohlbefinden, sondern auch die Dynamik in ihrer Familie verbessert. Eine Mutter berichtete, wie Achtsamkeitspraktiken ein zentraler Bestandteil ihres Alltags wurden und ihr halfen, Herausforderungen mit einem klaren Kopf und offenem Herzen anzugehen. Durch regelmäßige Meditationssitzungen fand sie einen inneren Frieden, der sich auf die Interaktionen mit ihren Kindern übertrug und eine harmonischere Haushaltsatmosphäre schuf. Eine andere Mutter entdeckte die Vorteile körperlicher Aktivität, indem sie tägliche Spaziergänge in ihre Routine einbaute. Diese einfache Bewegung verschaffte ihr Erleichterung von den Belastungen des Elternseins und ließ sie mit erneuerter Energie und Geduld nach Hause zurückkehren.

Verbesserte Familiendynamik ist oft eine Folge erfolgreicher Stressbewältigung. Wenn Eltern Wege finden, mit Angst umzugehen, profitieren auch ihre Kinder davon. Die Atmosphäre zu Hause wird ruhiger und unterstützender, wodurch ein Umfeld entsteht, in dem sich alle geschätzt und verstanden fühlen. Kinder nehmen die emotionalen Signale ihrer Eltern wahr, und wenn diese Stabilität und Zuversicht vermitteln, kann sich das tief auf ihr eigenes Sicherheitsgefühl und Wohlbefinden auswirken. Familien, die Stressbewältigungstechniken anwenden, berichten oft von stärkeren Verbindungen, offenerer Kommunikation und einem größeren Gefühl der Einheit. Diese Geschichten der Veränderung zeigen, wie kraftvoll es sein kann, Stress direkt anzugehen – nicht nur für das persönliche Wohlbefinden, sondern auch für die Gesundheit der gesamten Familie.

8.4 Aufbau einer unterstützenden Gemeinschaft für sich selbst

In der Welt des Elternseins, insbesondere wenn man ein autistisches Kind großzieht, kann die Bedeutung einer unterstützenden Gemeinschaft nicht hoch genug eingeschätzt werden. Stellen Sie sich vor, von einem Netzwerk aus Gleichgesinnten und Freunden umgeben zu sein, die Ihre Erfahrungen und Herausforderungen verstehen. Dieses Gefühl der Zugehörigkeit bietet nicht nur emotionale Bestätigung, sondern auch praktische Hilfe. Wenn Sie sich mit anderen verbinden, die ähnliche Wege gehen, finden Sie einen Zufluchtsort, in dem Ihre Gefühle anerkannt und Ihre Geschichten verstanden werden. Diese geteilten Erlebnisse fördern Empathie und Verständnis und schaffen Verbindungen, die über bloße Bekanntschaften hinausgehen. Innerhalb dieses Netzwerks wird der Austausch von Ressourcen zu einem unschätzbaren Vorteil. Eltern teilen Ratschläge zu Therapien, Bildungsstrategien und Bewältigungsmechanismen, wodurch sie einander mit Werkzeugen für den Erfolg ausstatten. Diese kollektive Weisheit verwandelt isolierte Kämpfe in gemeinsame Siege, da jeder Elternteil seine einzigartigen Einsichten in die Gemeinschaft einbringt.

Eine unterstützende Gemeinschaft aufzubauen und zu finden, erfordert gezielte Schritte. Beginnen Sie damit, lokale Elterninitiativen zu suchen, bei denen Sie andere treffen können, die denselben Weg beschreiten. Diese Gruppen organisieren oft Veranstaltungen und Treffen, die Möglichkeiten bieten, Kontakte zu knüpfen und Freundschaften zu schließen. Wenn persönliche Treffen schwierig sind, bieten Online-Foren einen virtuellen Raum, um mit einer vielfältigen Gemeinschaft in Kontakt zu treten. Hier können Sie sich an Diskussionen beteiligen, Ihre Erfahrungen teilen und von anderen in ähnlichen Situationen lernen. Darüber hinaus öffnen Workshops oder

Unterstützungsveranstaltungen Türen zu neuen Beziehungen. Diese Zusammenkünfte bieten nicht nur wertvolle Informationen, sondern schaffen auch ein Gefühl von Zusammenhalt unter den Teilnehmern. Indem Sie an solchen Veranstaltungen teilnehmen, knüpfen Sie ein Netzwerk, das sowohl lokale als auch digitale Verbindungen umfasst und Ihr Leben mit neuen Perspektiven und Freundschaften bereichert.

Die Schönheit gegenseitiger Unterstützung liegt in ihrem beidseitigen Nutzen. Wenn Sie anderen helfen, fördern Sie gleichzeitig Ihr eigenes Wohlbefinden. Sich in ehrenamtlichen Tätigkeiten zu engagieren, gibt Ihnen die Möglichkeit, einen Beitrag zur Gemeinschaft zu leisten, was ein Gefühl von Sinnhaftigkeit und Erfüllung mit sich bringt. Ob durch die Organisation von Veranstaltungen oder die Bereitstellung von Mentoring für neue Eltern, diese Dienste stärken die gemeinschaftlichen Verbindungen und nähren Ihren eigenen Geist. Die Teilnahme an Mentoring-Programmen hebt nicht nur die Menschen, die Sie unterstützen, sondern bereichert auch Ihr Verständnis und Ihre Empathie. Indem Sie Ihre Erfahrungen und Ihr Wissen mit anderen teilen, gewinnen Sie neue Einsichten in Ihren eigenen Weg und stärken das Zusammengehörigkeitsgefühl in Ihrer Gemeinschaft. Dieser Austausch von Unterstützung schafft einen Kreislauf von Großzügigkeit und Dankbarkeit, von dem alle profitieren, durch die kollektive Stärke und Widerstandsfähigkeit.

Es gibt unzählige Geschichten von erfolgreichen Elternnetzwerken, die einen signifikanten Einfluss auf ihre Mitglieder hatten. Eine Gruppe, die von ein paar engagierten Eltern gegründet wurde, entwickelte sich zu einer lebendigen Gemeinschaft mit regelmäßigen Treffen, Workshops und Familienveranstaltungen. Durch ihre Bemühungen schufen sie einen sicheren Raum, in dem Eltern ihre Herausforderungen und Erfolge teilen konnten, und förderten so eine Atmosphäre der Akzeptanz und des Verständnisses. Die Erfahrungsberichte von Eltern innerhalb der Gruppe sprechen Bände über die transformative Kraft dieser Verbindungen. Viele beschreiben, wie das Netzwerk in schwierigen Zeiten eine Lebensader war, indem es sowohl praktische Ratschläge als auch emotionale Unterstützung bot. Für einige wurden diese Beziehungen zu einer zweiten Familie – ein Beweis für die tiefgreifende Wirkung, die Gemeinschaft auf das persönliche Wohlbefinden haben kann.

Während Sie die Komplexität des Elternseins bewältigen, denken Sie daran, dass Sie nicht allein sind. Es gibt eine Gemeinschaft, die bereit ist, Sie aufzunehmen und Ihnen sowohl Begleitung als auch Orientierung zu bieten. Indem Sie Kontakte knüpfen und Verbindungen aufbauen, bereichern Sie nicht nur Ihr eigenes Leben, sondern tragen auch zur Stärke des Kollektivs bei. Diese Beziehungen schaffen ein Netzwerk der Unterstützung, das alle Beteiligten bereichert und eine Grundlage für Widerstandsfähigkeit und Hoffnung bietet. Im nächsten Kapitel werden wir uns mit der langfristigen Planung und Entwicklung beschäftigen und darauf fokussieren, wie Sie Ihr Kind auf dem Weg zu Unabhängigkeit und Erwachsenenalter stärken können.

KAPITEL 9: Langfristige Planung Und Wachstum

Eines Nachmittags saß ich in einem belebten Café und beobachtete eine Mutter und ihre junge Tochter, die gemeinsam die Aufgabe des Mittagessensbestellens bewältigten. Das Mädchen, mit einem entschlossenen Blick, ging zum Tresen und hielt eine kleine Geldbörse in der Hand. Mit der sanften Unterstützung ihrer Mutter reichte sie dem Kassierer das Geld und nahm das Wechselgeld entgegen, strahlend vor Stolz. Dieser einfache Austausch war mehr als nur eine Transaktion; er war ein Schritt in Richtung Unabhängigkeit, ein Baustein für ihre Zukunft. Unabhängigkeit von klein auf zu fördern, ist entscheidend. Sie stärkt das Selbstbewusstsein und bereitet Kinder auf das Erwachsenenalter vor, indem sie ihnen die Fähigkeiten vermittelt, die sie benötigen, um die Herausforderungen des Lebens zu meistern.

Die Förderung von Unabhängigkeit beginnt mit altersgerechten Aufgaben und Verantwortlichkeiten. Das Zuweisen einfacher Tätigkeiten, wie den Tisch zu decken oder die Wäsche zu sortieren, hilft Kindern, ein Gefühl für Pflicht und Erfolg zu entwickeln. Diese Aufgaben vermitteln wertvolle Lebenskompetenzen und bieten eine strukturierte Möglichkeit, zum Haushalt beizutragen. Während sie diese Aufgaben meistern, gewinnen Kinder Vertrauen in ihre

Fähigkeiten und schaffen die Grundlage für das Bewältigen komplexerer Verantwortlichkeiten in der Zukunft. Ebenso wichtig ist es, Entscheidungsfindung zu fördern. Kindern die Wahl zwischen zwei Outfits oder die Entscheidung über eine Wochenendaktivität zu überlassen, gibt ihnen die Möglichkeit, Vorlieben auszudrücken und Entscheidungen zu treffen. Diese Autonomie stärkt nicht nur das Selbstwertgefühl, sondern bereitet sie auch auf die Entscheidungsprozesse vor, die sie als Erwachsene erwarten.

Realistische Ziele zu setzen, ist eine wichtige Strategie, um Unabhängigkeit zu fördern. Visuelle Zielcharts sind effektive Werkzeuge, um Fortschritte zu verfolgen und Erfolge zu feiern. Diese Charts bieten eine klare visuelle Darstellung der Schritte, die erforderlich sind, um ein Ziel zu erreichen, und machen den Prozess greifbar und überschaubar. Indem größere Ziele in kleinere, erreichbare Meilensteine unterteilt werden, können sich Kinder auf eine Aufgabe nach der anderen konzentrieren, ohne sich überwältigt zu fühlen. Das Feiern kleiner Erfolge ist dabei unerlässlich. Selbst die Erledigung einer geringfügigen Aufgabe sollte anerkannt werden, da dies den Wert von Anstrengung und Ausdauer unterstreicht. Dieser Ansatz motiviert Kinder nicht nur, weiter an ihren Zielen zu arbeiten, sondern vermittelt ihnen auch Stolz auf ihre Leistungen.

Die Vermittlung von Alltagskompetenzen ist ein grundlegender Aspekt der Förderung von Unabhängigkeit. Komplexe Aufgaben in kleinere, handhabbare Schritte zu unterteilen, erleichtert das Lernen. Wenn Sie einem Kind beispielsweise beibringen, sich selbst anzuziehen, beginnen Sie damit, Kleidung auszuwählen, und arbeiten Sie sich schrittweise zu komplizierteren Aufgaben wie Knöpfen oder Schleifenbinden vor. Adaptive Hilfsmittel und Technologien können ebenfalls die Entwicklung von Fähigkeiten unterstützen. Klettverschlussschuhe oder Knopfhilfen können das Anziehen erleichtern, während visuelle Rezepte oder Koch-Apps Kinder beim Zubereiten von Mahlzeiten anleiten können. Die Einführung von Budgetierungsgrundlagen durch einfache Übungen, wie den Umgang mit Taschengeld oder das Sparen für einen gewünschten Gegenstand, vermittelt schon früh finanzielle Kompetenz. Diese Fähigkeiten bilden die Grundlage und statten Kinder mit den Werkzeugen aus, die sie benötigen, um eigenständig zu funktionieren.

Geschichten über die schrittweise Entwicklung von Unabhängigkeit verdeutlichen die transformative Kraft der Selbstständigkeit. Ein Elternteil berichtete, wie ihr Sohn, der anfangs zögerte, allein den Bus zu nehmen, durch Übung und Ermutigung zunehmend Selbstvertrauen gewann. Sie begannen mit kurzen Fahrten gemeinsam, sprachen über die Strecke und Sicherheitsprotokolle. Mit der Zeit begann das Kind, den Bus eigenständig zu nutzen, was einen bedeutenden Meilenstein auf seinem Weg zur Selbstständigkeit markierte. Eine andere Familie erzählte von der Entwicklung ihrer Tochter beim Kochen. Anfangs half sie bei einfachen Aufgaben wie dem Waschen von Gemüse. Mit zunehmenden Fähigkeiten übernahm sie mehr Verantwortung und bereitete schließlich ganze Mahlzeiten zu, was für sie zu einer Quelle des Stolzes und der Freude wurde. Diese Beispiele zeigen, wie kleine, beständige Bemühungen bei der Förderung von Unabhängigkeit zu bedeutenden Erfolgen führen können.

9.1 Interaktives Element: Unabhängigkeits-Zielchart

Erstellen Sie ein Unabhängigkeits-Zielchart für Ihr Kind. Beginnen Sie damit, eine spezifische Fähigkeit oder Aufgabe zu identifizieren, auf die Sie sich konzentrieren möchten, wie das Bettmachen oder das Zubereiten des Frühstücks. Teilen Sie die Fähigkeit in kleinere Schritte auf und erstellen Sie ein Chart, das jeden Meilenstein visuell darstellt. Ermutigen Sie Ihr Kind, seine Fortschritte zu markieren, und feiern Sie jeden Erfolg mit einer kleinen Belohnung oder Anerkennung. Dies verstärkt nicht nur ihre Bemühungen, sondern bietet auch eine klare Roadmap für ihren Weg zur Unabhängigkeit.

Die Förderung von Unabhängigkeit in jeder Phase der Entwicklung eines Kindes ist ein fortlaufender Prozess, der Geduld und Unterstützung erfordert. Indem Sie Möglichkeiten zur Übernahme von Verantwortung und Entscheidungsfindung schaffen, erreichbare Ziele setzen und essenzielle Lebenskompetenzen lehren, bereiten Sie Ihr Kind darauf vor, die Welt mit Selbstvertrauen zu meistern. Die Fähigkeiten und das Selbstvertrauen, die sie durch diesen Prozess gewinnen, werden ihnen auf ihrem Weg ins Erwachsenenalter und bei der Bewältigung zukünftiger Herausforderungen gute Dienste leisten.

9.2 Vorbereitung auf das Erwachsenenalter: Lebenskompetenzen

Mit dem Heranwachsen Ihres Kindes wird die Vorbereitung auf das Erwachsenenalter zu einem zentralen Fokus. Autistische Menschen benötigen möglicherweise zusätzliche Unterstützung in bestimmten Bereichen, um ein erfolgreiches Erwachsenenleben zu führen. Die Beschäftigungsfähigkeit ist einer dieser wichtigen Bereiche. Es ist wichtig, frühzeitig mit der Entwicklung von Fähigkeiten zu beginnen, die am Arbeitsplatz nützlich sind. Dazu gehören grundlegende Arbeitskompetenzen wie Pünktlichkeit, das Befolgen von Anweisungen und das Abschließen von Aufgaben. Ebenso wichtig sind soziale und Beziehungsfähigkeiten. Das Verstehen von sozialen

Signalen und der Aufbau von Beziehungen können herausfordernd sein, sind aber sowohl im privaten als auch im beruflichen Umfeld essenziell. Ihrem Kind zu helfen, diese Fähigkeiten zu erlernen, kann zu mehr Unabhängigkeit und Zufriedenheit im Erwachsenenalter führen.

Berufsausbildung und Bildungschancen sind wertvolle Ressourcen zur Vorbereitung auf den Arbeitsmarkt. Viele Gemeinden bieten Programme an, die mit lokalen Unternehmen zusammenarbeiten, um praxisbezogene Schulungen und Praktika zu ermöglichen. Diese Partnerschaften geben Ihrem Kind die Gelegenheit, reale Arbeitsumgebungen zu erleben und berufsspezifische Fähigkeiten zu erlernen. Auch Kurse an Volkshochschulen oder Fachhochschulen können eine großartige Möglichkeit sein, Fähigkeiten aufzubauen. Ob ein Kurs in Computerprogrammierung, Kochkunst oder Grafikdesign – solche Klassen vermitteln technische Fähigkeiten und stärken das Selbstbewusstsein. Die Teilnahme an diesen Angeboten hilft Ihrem Kind, seine Interessen und Stärken zu entdecken und den Weg für eine erfüllende Karriere zu ebnen.

Finanzielle Kompetenz ist ein weiterer Bereich, in dem Ihr Kind von gezieltem Lernen profitieren kann. Das Verständnis für Budgetierung, Sparen und den Umgang mit Geld ist entscheidend für die Unabhängigkeit. Interaktive

Budgetierungs-Apps und Spiele sind praktische Werkzeuge, die das Lernen über Finanzen ansprechend gestalten. Diese Ressourcen können Ihrem Kind beibringen, wie es Ausgaben nachverfolgt, Sparziele setzt und fundierte Entscheidungen beim Geldausgeben trifft. Durch das Üben dieser Fähigkeiten gewinnt Ihr Kind Vertrauen im Umgang mit Finanzen – ein bedeutender Schritt zur Autonomie. Beginnen Sie klein, vielleicht mit einem wöchentlichen Taschengeld, bei dem Ihr Kind selbst entscheidet, wie es die Mittel aufteilt, und führen Sie schrittweise komplexere Konzepte ein.

Der Aufbau einer unterstützenden Gemeinschaft ist ebenso wichtig wie die Entwicklung von Fähigkeiten. Soziale Netzwerke können die Lebensqualität erheblich verbessern, indem sie Gesellschaft, Ratschläge und Unterstützung bieten. Ermutigen Sie Ihr Kind, Vereinen oder Gruppen beizutreten, die seinen Interessen entsprechen, sei es ein Buchclub, ein Sportteam oder ein Kunstkurs. Diese Aktivitäten bieten Gelegenheiten, gleichgesinnte Menschen zu treffen und Freundschaften zu schließen. Auch ehrenamtliche Tätigkeiten können bereichernd sein. Freiwilligenarbeit baut nicht nur Verbindungen auf, sondern vermittelt auch ein Gefühl von Zweck und Beitrag. Diese Erfahrungen helfen Ihrem Kind, soziale Fähigkeiten, Empathie und ein Zugehörigkeitsgefühl zu entwickeln –

alles entscheidende Elemente für ein erfülltes Erwachsenenleben.

Es ist wichtig zu bedenken, dass der Weg ins Erwachsenenalter für jedes Kind einzigartig ist. Manche finden schnell ihren Rhythmus, während andere mehr Zeit benötigen. Das Ziel ist es, das Wachstum Ihres Kindes zu unterstützen und ihm dabei zu helfen, die Fähigkeiten und Netzwerke aufzubauen, die es braucht, um zu gedeihen. Indem Sie sich auf diese Bereiche konzentrieren, können Sie Ihrem Kind helfen, sich auf eine Zukunft vorzubereiten, in der es unabhängig leben, seinen Leidenschaften nachgehen und einen Beitrag zur Gemeinschaft leisten kann.

Die Entwicklung dieser Fähigkeiten erfordert Geduld und Engagement. Es kann darum gehen, Hindernisse zu überwinden und auf die besonderen Bedürfnisse Ihres Kindes einzugehen. Aber jeder Schritt, so klein er auch sein mag, ist ein Schritt in Richtung eines selbstständigeren und erfüllteren Lebens. Indem Sie diese Fähigkeiten und Netzwerke fördern, bereiten Sie Ihr Kind nicht nur auf das Erwachsenenalter vor, sondern befähigen es auch, die Kontrolle über seine Zukunft zu übernehmen – eine Zukunft voller Chancen und Möglichkeiten.

9.3 Das Lehren von Selbstvertretungsfähigkeiten

Selbstvertretung ist ein mächtiges Werkzeug für jedes Kind,

besonders für Kinder im Autismus-Spektrum. Es beschreibt die Fähigkeit, für sich selbst einzutreten, eigene Bedürfnisse und Wünsche auszudrücken und Entscheidungen zu treffen, die das eigene Leben betreffen. Für autistische Kinder kann das Erlernen dieser Fähigkeit ihre Autonomie und ihr Selbstbewusstsein stärken. Es beinhaltet das Verständnis ihrer Rechte und Pflichten, was sie befähigt, sich in verschiedenen Umgebungen sicher und selbstbewusst zu bewegen. Wenn ein Kind weiß, dass es das Recht hat, seine Präferenzen und Bedürfnisse auszudrücken, beginnt es, die Kontrolle über seine Umgebung zu übernehmen. Dies führt zu größerer Unabhängigkeit und Zufriedenheit. Diese Fähigkeit ist besonders wichtig im Übergang ins Erwachsenenalter, wo Entscheidungen zum Alltag gehören.

Die Entwicklung von Selbstvertretungsfähigkeiten erfordert Übung und Geduld. Rollenspiele können eine sehr effektive Methode sein, um diese Fähigkeiten zu vermitteln. Indem Sie Situationen simulieren, in denen das Kind seine Bedürfnisse äußern oder Entscheidungen treffen muss, schaffen Sie einen sicheren Raum für das Üben von selbstbewusster Kommunikation. Beispielsweise könnten Sie eine Situation nachspielen, in der Ihr Kind um eine Pause während des Unterrichts bittet oder sein Unbehagen mit einem bestimmten sensorischen Reiz erklärt. Durch diese Übungen lernt Ihr Kind, seine Gedanken und Gefühle klar und selbstsicher auszudrücken. Selbstvertretungs-

Workshops sind eine weitere hervorragende Ressource. Diese Workshops bieten oft strukturierte Aktivitäten und Anleitungen, die Kindern helfen, ihre Kommunikationsfähigkeiten in einer unterstützenden Umgebung zu entwickeln. Sie bieten zudem Möglichkeiten, von Gleichaltrigen zu lernen, Erfahrungen auszutauschen und gemeinsam Strategien zu entwickeln.

Das Modellieren von Selbstvertretung im familiären Umfeld ist ebenso wichtig. Als Eltern haben Sie die Möglichkeit, durch alltägliche Interaktionen effektive Selbstvertretung vorzuleben. Teilen Sie Ihre eigenen Erfahrungen, wie Sie für sich selbst eingetreten sind, sei es bei der Verhandlung von Arbeitsbedingungen oder bei Entscheidungen über familiäre Angelegenheiten. Diese Geschichten bieten reale Beispiele, mit denen sich Ihr Kind identifizieren und von denen es lernen kann. Ermutigen Sie Ihr Kind, seine Meinungen bei Familienentscheidungen zu äußern, etwa bei der Wahl von Wochenendaktivitäten oder der Planung eines Familienessens. Diese Einbindung lehrt nicht nur Entscheidungsfähigkeiten, sondern stärkt auch die Rolle des Kindes als geschätztes Mitglied der Familie. Durch das Beobachten und Mitwirken bei Selbstvertretung gewinnt Ihr Kind das Vertrauen, diese Fähigkeiten in größeren Kontexten wie Schule oder Gemeinschaft anzuwenden.

Erfolgreiche Selbstvertretung kann zu bemerkenswerten Ergebnissen führen, wie zahlreiche Fallstudien und persönliche Erfahrungsberichte zeigen. In Bildungseinrichtungen hat Selbstvertretung beispielsweise Schülern ermöglicht, ihre Lernumgebungen besser an ihre Bedürfnisse anzupassen, was zu verbesserten schulischen Leistungen und persönlicher Zufriedenheit geführt hat. Ein junger Erwachsener im Autismus-Spektrum berichtete, wie das Erlernen von Selbstvertretung sein College-Erlebnis transformierte. Zunächst überwältigt von der schnelllebigen Umgebung, lernte er, seinen Bedarf an zusätzlicher Zeit für Aufgaben und ruhigeren Lernräumen zu kommunizieren. Dies verbesserte nicht nur seinen akademischen Erfolg, sondern stärkte auch sein Selbstwertgefühl und seine Fähigkeiten. Ähnliche Erfahrungsberichte unterstreichen, wie Selbstvertretung Türen zu neuen Möglichkeiten und größerer Eigenständigkeit öffnen kann. Diese Geschichten erinnern eindrucksvoll an die Bedeutung von Selbstvertretung für das Leben eines Menschen, da sie ein Gefühl von Eigenverantwortung und Unabhängigkeit fördert.

Textual Element: Selbstvertretung durch Rollenspiele erlernen

Überlegen Sie, zu Hause eine Reihe von Rollenspielszenarien einzurichten, um mit Ihrem Kind Selbstvertretungsfähigkeiten zu üben. Wählen Sie Situationen, die für ihren Alltag relevant sind, wie das Bestellen von Essen im Restaurant oder das Bitten um Hilfe bei einem Schulprojekt. Führen Sie Ihr Kind durch das Szenario und ermutigen Sie dabei zu klarer und selbstbewusster Kommunikation. Besprechen Sie nach jeder Übung, was gut gelaufen ist und wo Verbesserungen möglich sind. Diese Praxis stärkt nicht nur ihr Selbstvertrauen, sondern bietet auch einen sicheren Rahmen, um verschiedene Kommunikationsstrategien auszuprobieren.

Das Lehren von Selbstvertretungsfähigkeiten ist ein fortlaufender Prozess, der sich mit dem Wachstum Ihres Kindes weiterentwickelt. Es erfordert Geduld, Ermutigung und Übung, aber die Belohnungen sind immens. Wenn Ihr Kind lernt, seine Bedürfnisse zu artikulieren und fundierte Entscheidungen zu treffen, gewinnt es ein Gefühl der Eigenständigkeit, das ihm ein Leben lang zugutekommen wird. Selbstvertretung bedeutet nicht nur, sich Gehör zu verschaffen; es geht darum, den eigenen Wert zu kennen und den Mut zu haben, diesen zu behaupten. In diesem Prozess lernt Ihr Kind, die Welt mit größerer Unabhängigkeit und Selbstsicherheit zu meistern und seine einzigartigen Stärken und Fähigkeiten stolz anzunehmen.

9.4 Die Rolle von Therapie und Interventionen

Therapien und Interventionen spielen eine zentrale Rolle bei der Unterstützung der Entwicklung und des Wohlbefindens autistischer Kinder. Sie bieten gezielte

Strategien, um spezifische Herausforderungen anzugehen und die Lebensqualität insgesamt zu verbessern. Unter den verschiedenen verfügbaren Therapien sticht die Ergotherapie durch ihren Fokus auf alltägliche Fähigkeiten hervor. Diese Therapie hilft Kindern, feinmotorische Fähigkeiten zu entwickeln, sensorische Reize besser zu verarbeiten und alltägliche Aufgaben selbstständiger auszuführen. Ein Ergotherapeut könnte mit einem Kind daran arbeiten, Schnürsenkel zu binden oder Besteck zu benutzen, und diese Aktivitäten in überschaubare Schritte unterteilen. Durch regelmäßiges Üben gewinnen Kinder das Selbstvertrauen und die Kompetenz, um alltägliche Routinen eigenständig zu bewältigen.

Sprachtherapie ist eine weitere wesentliche Intervention, insbesondere für autistische Kinder mit Kommunikationsschwierigkeiten. Sprachtherapeuten nutzen verschiedene Techniken, um verbale und nonverbale Kommunikationsfähigkeiten zu verbessern. Sie könnten beispielsweise Bildkarten oder Apps verwenden, um Kindern zu helfen, sich auszudrücken und die Lücke zwischen Gedanken und Sprache zu überbrücken. Für Kinder mit eingeschränkten verbalen Fähigkeiten führen Therapeuten oft alternative und augmentative Kommunikationssysteme (AAC) ein, die Geräte zur Sprachgenerierung oder Symbole beinhalten, die Wörter und Ideen darstellen. Dieser Ansatz verbessert nicht nur die

Kommunikationsfähigkeit eines Kindes, sondern fördert auch soziale Interaktionen und reduziert Frustrationen, da sie lernen, ihre Bedürfnisse und Gefühle effektiver auszudrücken.

Die Auswahl geeigneter Interventionen erfordert eine sorgfältige Berücksichtigung der individuellen Bedürfnisse Ihres Kindes. Diese Bedürfnisse zu bewerten, beinhaltet die Beobachtung der Stärken und Herausforderungen Ihres Kindes in verschiedenen Umgebungen, sei es zu Hause, in der Schule oder im sozialen Umfeld. Die Konsultation von Fachleuten wie Kinderärzten, Therapeuten oder Pädagogen kann wertvolle Einblicke geben, welche Therapien am vorteilhaftesten sein könnten. Diese Fachleute können Empfehlungen auf Grundlage ihrer Beobachtungen und Erfahrungen aussprechen und Ihnen helfen, fundierte Entscheidungen zu treffen. Es ist wichtig, die potenziellen Auswirkungen jeder Therapie auf die Entwicklung Ihres Kindes zu bewerten und sicherzustellen, dass sie mit den Zielen und Vorlieben Ihres Kindes übereinstimmt. Faktoren wie die Erfahrung des Therapeuten, der Ansatz der Therapie und das Wohlbefinden Ihres Kindes während der Sitzungen sollten berücksichtigt werden.

Ein ganzheitlicher Ansatz bei Therapien betont die Integration mehrerer Interventionen, um umfassende Unterstützung zu bieten. Die Kombination traditioneller Therapien wie Ergotherapie und Sprachtherapie mit alternativen Methoden wie Musiktherapie oder Achtsamkeitsübungen kann ein breiteres Spektrum von Bedürfnissen abdecken. Dieser Ansatz erkennt an, dass jedes Kind einzigartig ist, und die Integration verschiedener Therapien kann einen individuelleren und effektiveren Plan bieten. Eine koordinierte Zusammenarbeit zwischen verschiedenen Anbietern ist entscheidend, um diese Integration zu erreichen. Regelmäßige Kommunikation zwischen Therapeuten, Pädagogen und Familienmitgliedern stellt sicher, dass alle aufeinander abgestimmt sind und gemeinsame Ziele verfolgen. Diese Zusammenarbeit schafft ein unterstützendes Netzwerk, das sich den sich entwickelnden Bedürfnissen Ihres Kindes anpassen kann.

Beispiele erfolgreicher therapeutischer Interventionen veranschaulichen die tiefgreifenden Auswirkungen dieser Unterstützung. Eine Familie berichtete, wie die Ergotherapie die Fähigkeit ihres Sohnes transformierte, an täglichen Aktivitäten teilzunehmen. Zunächst zögerte er, aufgrund sensorischer Empfindlichkeiten an Gruppenspielen teilzunehmen. Der Therapeut führte sensorikfreundliche Werkzeuge und Aktivitäten ein, die es ihm ermöglichten, Texturen und Bewegungen in seinem eigenen Tempo zu erkunden. Mit der Zeit entwickelte er die Fähigkeiten und das Selbstvertrauen, an Aktivitäten teilzunehmen, die zuvor überwältigend erschienen. Eine andere Mutter erzählte von den Fortschritten ihrer Tochter durch die Sprachtherapie. Sie war zuvor nonverbal und lernte, ein AAC-Gerät zu benutzen, um ihre Gedanken und Gefühle auszudrücken. Dieser Durchbruch verbesserte nicht nur ihre Fähigkeit, sich mitzuteilen, sondern stärkte auch ihre Verbindungen zu Familie und Freunden, die sie nun besser verstehen und darauf reagieren konnten.

Diese Geschichten und die Dankbarkeit vieler Eltern für die Fortschritte ihrer Kinder verdeutlichen die transformative Kraft von Interventionen. Sie zeigen, wie Therapien Türen zu neuen Möglichkeiten und Errungenschaften öffnen können. Durch die Nutzung eines breiten Spektrums an Therapien und Interventionen können Sie Ihrem Kind helfen, die Fähigkeiten und das Selbstvertrauen zu entwickeln, die es benötigt, um in verschiedenen Lebensbereichen erfolgreich zu sein. Die Reise mag manchmal herausfordernd sein, aber die Belohnungen sind tiefgreifend, da Ihr Kind Unabhängigkeit gewinnt, Beziehungen aufbaut und sein Potenzial erkundet.

KAPITEL 10: Erzählen Als Werkzeug Für Verbindung Und Wachstum

Das Erzählen von Geschichten ist eine kraftvolle Methode, um mit Kindern in Kontakt zu treten, insbesondere mit Kindern im Autismus-Spektrum. Es regt die Fantasie an, verbessert das Verständnis und hilft Kindern, Erfahrungen in einem strukturierten, sicheren Format zu verarbeiten. Für autistische Kinder können Geschichten einen Rahmen bieten, um soziale Szenarien zu verstehen, sensorische Überforderungen zu bewältigen und Emotionen zu navigieren. Dieses Kapitel bietet Strategien für das Geschichtenerzählen, die Eltern helfen können, Geschichten sowohl angenehm als auch hilfreich für ihr autistisches Kind zu gestalten.

10.1 Warum Erzählen für autistische Kinder funktioniert

Autistische Kinder gedeihen oft in Vorhersehbarkeit und Struktur, was Geschichten zu einem idealen Medium für Lernen und Komfort macht. Geschichten bieten:

Klare Struktur: Geschichten haben einen Anfang, eine Mitte und ein Ende, was eine klare Struktur schafft, die viele autistische Kinder beruhigend finden.

Vorhersehbare Muster: Wiederholte Muster oder Phrasen verstärken das Verständnis und machen es einfacher für Kinder, der Geschichte zu folgen und sich wohlzufühlen.

Engagement ohne direkten Druck: Das Erzählen von Geschichten ermöglicht es Kindern, Informationen aufzunehmen, ohne den Druck, sofort reagieren oder direkt interagieren zu müssen.

Imaginative Erkundung in einem sicheren Raum: Geschichten bieten eine Möglichkeit, soziale Situationen, Emotionen und neue Erfahrungen in einem kontrollierten und sicheren Umfeld zu erkunden.

Die Auswahl von Geschichten, die auf die Interessen und Entwicklungsbedürfnisse Ihres Kindes abgestimmt sind, kann das Geschichtenerzählen sowohl angenehm als auch bedeutungsvoll machen. Achten Sie bei der Auswahl von Geschichten für ein autistisches Kind darauf, Figuren und Themen zu wählen, die nachvollziehbar sind. Suchen Sie nach Charakteren, die Herausforderungen erleben, die denen Ihres Kindes ähneln, z. B. soziale Interaktionen zu meistern, sensorische Empfindlichkeiten zu bewältigen oder sich an Veränderungen anzupassen.

Wählen Sie Geschichten mit klarer und einfacher Sprache, die direkte Phrasen und unkomplizierte Dialoge verwenden. Dies erleichtert es den Kindern, die Geschichte zu verarbeiten, ohne durch abstrakte oder übermäßig bildhafte Sprache verwirrt zu werden. Integrieren Sie Geschichten mit sanften sensorischen Beschreibungen, wie das Gefühl von weichem Gras unter den Füßen oder das Geräusch von Wellen, die den Kindern helfen können, sensorische Erfahrungen auf eine ruhige und positive Weise zu verbinden. Wählen Sie zudem Geschichten, die in routinemäßigen und vertrauten Umgebungen spielen, wie zu Hause, in der Schule oder auf einem Spielplatz, da diese Komfort bieten können. Gelegentlich kann das Einführen neuer Umgebungen ebenfalls hilfreich sein, um sie auf reale Erfahrungen außerhalb ihrer gewohnten Routine vorzubereiten.

Durch eine sorgfältige Auswahl und ein durchdachtes Erzählen können Sie eine Welt schaffen, in der Geschichten eine Brücke zu Verständnis und Wachstum für Ihr Kind werden. Indem Sie sich auf diesen kreativen Prozess einlassen, fördern Sie nicht nur ihre Fantasie, sondern stattet sie auch mit Werkzeugen aus, um die Komplexität des Lebens selbstbewusster zu meistern.

10.2 Erzähltechniken für autistische Kinder

Geschichten zugänglicher und ansprechender zu gestalten, kann eine bereichernde Erzählwelt schaffen, die bei autistischen Kindern Resonanz findet. Hier sind einige Techniken, die Sie in Betracht ziehen können:

1. Verwenden Sie visuelle Hilfsmittel
Visuelle Hilfsmittel erleichtern vielen autistischen Kindern das Verständnis und helfen ihnen, sich mit der Geschichte zu verbinden:

Bildkarten: Verwenden Sie Bildkarten oder Illustrationen, die Szenen aus der Geschichte darstellen, oder erstellen Sie Ihre eigenen. Kinder können diese Karten während des Zuhörens halten, um ihre Aufmerksamkeit zu stärken.

Zeitliche Orientierung durch visuelle Hinweise: Führen Sie einen visuellen Zeitplan oder eine Zeitleiste der Geschichte ein, damit die Kinder verstehen, an welchem Punkt der Geschichte sie sich befinden. Dies ist besonders nützlich für längere Geschichten oder Serien.

Interaktive Requisiten: Kleine, sensorisch freundliche Requisiten (wie ein Stück Stoff, das Wasser repräsentiert, oder ein glatter Stein zur Beruhigung) können ein taktiles Element hinzufügen, das Kinder berühren und halten können, um sensorische Themen in der Geschichte zu verstärken.

2. Wiederholung und vorhersehbare Muster nutzen
Wiederholung bietet Sicherheit und stärkt das Verständnis:

Wiederholte Phrasen oder Routinen: Wiederholte Phrasen wie „Es war einmal..." oder „Und dann..." geben Struktur und schaffen Vertrautheit.

Vorhersehbare Enden: Wenn möglich, beenden Sie Geschichten mit einer konsistenten Abschlussphrase wie „Und sie fühlten sich alle glücklich und sicher", um ein Gefühl von Abschluss und Ruhe zu schaffen.

3. Geschichten mit realen Situationen verbinden
Das Erzählen von Geschichten kann ein sanfter Weg sein, soziale Situationen oder neue Erfahrungen zu erkunden:

Soziale Geschichten: Nutzen Sie Geschichten, um spezifische Situationen wie das Finden von Freunden, das Besuchen einer Familienfeier oder das Probieren neuer Speisen anzusprechen. Diese können fiktionale Geschichten oder speziell für die Bedürfnisse Ihres Kindes erstellte soziale Geschichten sein.

„Was würdest du tun?"-Momente: Halten Sie die Geschichte an Stellen an, an denen der Charakter eine Wahl treffen muss. Fragen Sie: „Was denkst du, sollten sie tun?" oder „Wie denkst du, fühlen sie sich?" Indem Ihr Kind über diese Momente nachdenkt, kann es soziales Denken auf eine entspannte Weise üben.

4. Teilnahme im eigenen Tempo Ihres Kindes einladen
Ermutigen Sie sanfte Interaktionen, ohne sie zu erzwingen:

Pausen für Reaktionen: Halten Sie an bestimmten Punkten in der Geschichte inne und lassen Sie Ihr Kind auf seine eigene Weise reagieren, sei es durch Worte, Geräusche oder Gesten.

Nachahmung fördern: Laden Sie jüngere Kinder ein, einfache Aktionen wie Klatschen, Lächeln oder Seufzen nachzuahmen. Wenn ein Charakter zum Beispiel nach einem Sieg klatscht, laden Sie Ihr Kind ein, mitzuschlagen.

Wahlmöglichkeiten bieten: Lassen Sie Ihr Kind gelegentlich die nächste Geschichte oder die nächsten Aktionen eines Charakters auswählen, um ihm ein Gefühl der Beteiligung am Verlauf der Geschichte zu geben.

Mit diesen Techniken können Sie die Erzählzeit in ein kraftvolles Werkzeug verwandeln, das nicht nur Unterhaltung bietet, sondern auch das soziale und emotionale Wachstum Ihres Kindes unterstützt.

10.3 Tipps für beruhigendes und sensorisch freundliches Geschichtenerzählen

Für einige autistische Kinder kann das Erzählen von Geschichten zu einem beruhigenden Ritual werden, insbesondere wenn sensorisch freundliche Techniken angewendet werden. Beginnen Sie damit, in einem weichen, gleichmäßigen Ton zu sprechen. Ein ruhiger, gleichmäßiger Ton trägt dazu bei, eine beruhigende Atmosphäre zu schaffen, während plötzliche Lautstärkeänderungen vermieden werden, um unangenehme Erfahrungen zu verhindern. Viele

Kinder finden rhythmisches oder singendes Erzählen besonders tröstlich.

Schaffen Sie eine entspannende Umgebung, indem Sie einen ruhigen, bequemen Ort für das Erzählen einrichten, frei von grellem Licht oder lauten Hintergrundgeräuschen. Diese friedliche Umgebung ermöglicht es dem Kind, sich auf die Geschichte zu konzentrieren, ohne unnötige Ablenkungen. Wählen Sie Geschichten mit beruhigenden Themen, die sich auf sanfte Aktivitäten konzentrieren, wie Zeit in der Natur zu verbringen, Tiere zu beobachten oder schöne Momente mit der Familie zu genießen. Diese Art von Geschichten kann Kindern helfen, sich zu entspannen und positive Sinneserfahrungen zu machen.

Wenn die Geschichte länger ist, integrieren Sie gelegentliche sensorische Pausen. Eine kurze Pause für ein weiches Fidget-Spielzeug, einen kleinen Snack oder einen Moment zum Strecken kann helfen, dass Kinder während des Erzählens entspannt und aufmerksam bleiben.

10.4 Vorteile des Geschichtenerzählens für autistische Kinder

Das Erzählen von Geschichten bietet mehr als nur Unterhaltung; es hat nachhaltige Vorteile für autistische Kinder. Es unterstützt das soziale Verständnis, indem es soziale Hinweise, Körpersprache und Emotionen einführt, und bietet einen Rahmen für ein besseres Erfassen von Interaktionen. Durch Geschichten können Kinder auch ihren Wortschatz und ihre Kommunikationsfähigkeiten erweitern, indem sie neue Wörter und Phrasen lernen, die ihre Ausdrucksfähigkeit fördern.

Darüber hinaus unterstützt Geschichtenerzählen die emotionale Regulierung. Indem sie von Charakteren hören, die mit ihren Gefühlen umgehen und diese bewältigen, können Kinder lernen, mit ihren eigenen intensiven Emotionen umzugehen. Zudem fördert Geschichtenerzählen die Vorstellungskraft und Problemlösungsfähigkeiten, indem es Kinder ermutigt, über verschiedene Ergebnisse nachzudenken und neue Ideen zu erforschen—wertvolle Fähigkeiten in vielen Lebensbereichen.

10.5 Geschichtenerzählen als Bindungserfahrung

Das Erzählen von Geschichten schafft eine Gelegenheit zur Bindung, indem es Eltern und Kindern ermöglicht, eine Erfahrung zu teilen, die sowohl angenehm als auch bedeutungsvoll ist. Es vermittelt Kindern das Gefühl, gesehen, gehört und wertgeschätzt zu werden, und zeigt ihnen, dass ihre Gedanken und Gefühle wichtig sind. Mit der Zeit kann Geschichtenerzählen zu einem gemeinsamen Ritual werden, das ein Gefühl von Sicherheit, Vorhersehbarkeit und Freude fördert. Mit Geduld, Kreativität und Flexibilität kann Geschichtenerzählen zu einer geschätzten Aktivität werden, die Ihr Kind sowohl tröstet als auch stärkt und es auf seinem Weg mit Zuversicht, Ruhe und Verbindung unterstützt.

Ich habe eine Reihe von Kinderbüchern erstellt, die einen Jungen namens Oliver begleiten. Durch seine Abenteuer in der Schule, in Lappland und am Meer begegnet Oliver Herausforderungen, die denen ähneln, mit denen autistische Kinder konfrontiert sind. Mit der Unterstützung von Lehrern, Freunden, fürsorglichen Erwachsenen und sogar Tieren entdeckt er Wege, mit Schwierigkeiten umzugehen und Stärke zu finden.

Jedes Kapitel enthält eine große Illustration, die gedruckt und laminiert werden kann, damit Kinder sie beim Zuhören in den Händen halten können. Die Kapitel sind jeweils etwa 1.000 Wörter lang, was es einfach macht, sie je nach Konzentrationsfähigkeit des Kindes einzeln vorzulesen. Diese Geschichten eignen sich auch hervorragend für Gruppenvorlesungen, da viele Kinder sich in Olivers Erlebnissen wiederfinden können.

KAPITEL 11: Ressourcen Und Weiterführende Lernmöglichkeiten

Vor vielen Jahren erzählte mir eine Mutter, wie sie abends an ihrem Küchentisch saß, umgeben von einem Stapel Bücher und ihrem Laptop, auf der Suche nach Orientierung und Klarheit. Ihr Kind hatte gerade die Diagnose Autismus erhalten, und die Welt schien gleichzeitig überwältigend und hoffnungsvoll. Während sie sich durch die Fülle an Informationen kämpfte, erkannte sie, wie entscheidend es war, zuverlässige Ressourcen zur Hand zu haben— Ressourcen, die nicht nur informierten, sondern auch befähigten, ihr Kind wirksam zu unterstützen. Dieses Kapitel ist mein Versuch, Ihnen eine kuratierte Auswahl an Ressourcen anzubieten, die ich mir in diesen frühen Tagen gewünscht hätte. Ob Sie neu in diesem Thema sind oder Ihr Wissen erweitern möchten, diese Ressourcen sollen Sie auf Ihrem Weg begleiten.

Eine umfassende Liste essenzieller Ressourcen zu erstellen, ist für jeden Elternteil, der Autismus tiefer verstehen möchte, von großer Bedeutung. Bücher wie *"Start Here: A Guide for Parents of Autistic Kids"* bieten eine solide Grundlage, liefern Einblicke in Autismus und leiten Eltern zu den richtigen Angeboten. Gleichzeitig verbindet *"Your Child is Not Broken"* Humor mit Erziehungsratschlägen und bietet eine frische Perspektive auf das Leben mit einem neurodivergenten Kind. Auch Online-Artikel und wissenschaftliche Arbeiten können von unschätzbarem Wert sein, da sie aktuelle Informationen zu den neuesten Erkenntnissen und Strategien in der Autismusunterstützung liefern. Mit der Zusammenstellung solcher Ressourcen schaffen Sie sich ein Werkzeugset, das nicht nur informiert, sondern auch inspiriert.

Die Organisation von Ressourcen nach Themenbereichen erleichtert die Navigation und ermöglicht es Ihnen, sich gezielt auf bestimmte Interessens- oder Bedarfsbereiche zu konzentrieren. Beispielsweise könnten Sie Abschnitte zu Kommunikationshilfen, Verhaltensmanagement oder Advocacy-Strategien erkunden. Sensorische Hilfsmittel und Materialien sind ebenfalls entscheidend und bieten praktische Lösungen für alltägliche Herausforderungen. Bildungssoftware und Apps, wie solche, die soziale Fähigkeiten fördern oder bei der Organisation des Tagesablaufs helfen, können eine bedeutende Rolle bei der Unterstützung der Entwicklung Ihres Kindes spielen. Indem Sie diese Ressourcen kategorisieren, können Sie schnell auf die Informationen zugreifen, die Sie benötigen, genau dann, wenn Sie sie brauchen.

Für neue Eltern ist der Zugang zu unverzichtbaren Ressourcen essenziell. Einführungshilfen zur Autismus-Terminologie können komplexe Konzepte entschlüsseln und Klarheit schaffen. Bücher wie *"Uniquely Human"* von

Barry M. Prizant ermutigen Eltern, autistische Verhaltensweisen als sinnvoll zu betrachten, anstatt sie ändern zu wollen. Diese grundlegenden Ressourcen legen den Grundstein für einen informierteren und mitfühlenderen Ansatz in der Erziehung. Sie helfen Ihnen, ein starkes Wissensfundament aufzubauen und befähigen Sie, Ihr Kind mit Selbstvertrauen und Empathie zu unterstützen.

Um Ihnen die Bewertung der Nützlichkeit jeder Ressource zu erleichtern, habe ich Bewertungen und Rezensionen beigefügt. Kurze Zusammenfassungen heben die wichtigsten Erkenntnisse hervor, während persönliche Anekdoten anderer Eltern praxisnahe Einblicke bieten. Erfahrungsberichte von Menschen, die einen ähnlichen Weg gegangen sind, können Trost und Zuversicht schenken. Beispielsweise wird *"The Autism Mom's Survival Guide"* von Susan Senator oft für ihre praktischen Tipps zum Ausbalancieren des Lebens mit einem autistischen Kind gelobt. Durch das Teilen dieser Erfahrungen gewinnen Sie ein tieferes Verständnis dafür, was Sie erwarten können und wie Sie sich anpassen können.

11.1 Visuelles Element: Ressourcen-Checkliste

Erstellen Sie eine Checkliste mit essenziellen Ressourcen, kategorisiert nach Themenbereichen. Dieser visuelle Leitfaden kann als schnelle Referenz dienen und Ihnen helfen, die bereits verfügbaren Ressourcen zu verfolgen und Bereiche zu identifizieren, in denen Sie weiterforschen möchten. Mit dieser Checkliste zur Hand stellen Sie sicher, dass Sie ein umfassendes Werkzeugset zur Verfügung haben, um Sie und Ihr Kind auf dieser Reise zu unterstützen.

11.2 Bücher, Webseiten und Tools für kontinuierliches Lernen

Als ich begann, die Welt des Autismus zu erkunden, zog es mich zu Büchern, die eine persönliche Note und Geschichten boten, die mit meinen Erfahrungen als Elternteil resonierten. Autobiografien von autistischen Menschen wie "Sincerely, Your Autistic Child" bieten wertvolle Einblicke in die gelebten Erfahrungen von Menschen im Spektrum und eröffnen Perspektiven, die sowohl aufschlussreich als auch tief bewegend sind. Elternhandbücher, die reich an Expertenrat sind, erweitern unser Verständnis und bieten praktische Strategien für den Alltag. Diese Bücher werden zu Begleitern, die uns mit Empathie und Weisheit durch die Komplexität des Elternseins führen. Sie ermutigen uns, die Welt durch verschiedene Blickwinkel zu betrachten und fördern Mitgefühl und Verständnis.

Neben Büchern gibt es Webseiten, die als wichtige Informationsquellen dienen. Regierungs- und Universitätsseiten liefern die neuesten Erkenntnisse und

Updates über Autismus und bieten eine wissenschaftliche Grundlage für das Verständnis der Diagnose. Webseiten wie *Autism Speaks* und spezialisierte Autismus-Blogs, die von Experten kuratiert werden, sind unschätzbare Ressourcen, um über neue Entwicklungen, Strategien und Möglichkeiten der Gemeinschaftsunterstützung informiert zu bleiben. Diese Plattformen verbinden uns mit einer breiteren Gemeinschaft von Eltern, Pädagogen und Fachleuten und sorgen dafür, dass wir informiert und engagiert bleiben.

In der heutigen digitalen Ära bieten technologische Lösungen innovative Möglichkeiten, Lernen und Organisation zu verbessern. Digitale Tools und Apps sind besonders hilfreich, da sie uns helfen, Informationen und Routinen zu verwalten. Apps, die Entwicklungsmeilensteine verfolgen, unterstützen uns dabei, Fortschritte zu überwachen, während Online-Kurse und Webinare flexible Lernmöglichkeiten für Eltern bieten, die ihr Wissen vertiefen möchten. Diese Tools helfen nicht nur bei der Organisation des Alltags, sondern befähigen uns auch, proaktiv die Entwicklung unserer Kinder zu fördern.

Es ist ebenso wichtig, Ressourcen einzubeziehen, die Kindern helfen, Autismus zu verstehen, um ein Umfeld der Akzeptanz und Empathie zu schaffen. Altersgerechte Bücher und Materialien können Geschwistern Autismus auf einfache, ansprechende Weise erklären. Bilderbücher, die das Konzept der Neurodiversität veranschaulichen, eröffnen

Dialoge innerhalb der Familie und helfen Kindern, die Schönheit und Komplexität individueller Unterschiede zu begreifen (siehe meine Geschichtenbücher – Link unten). Interaktive Spiele, die Empathie und soziale Fähigkeiten vermitteln, bieten spielerische, aber tiefgreifende Lektionen und ermutigen Kinder, Emotionen und Beziehungen zu erkunden. Diese Ressourcen sorgen dafür, dass das Lernen über Autismus nicht nur informativ, sondern auch eine bereichernde Erfahrung für die ganze Familie ist.

11.3 Online-Communities und Selbsthilfegruppen

Eine Mutter erzählte mir, wie sie, als sie zum ersten Mal online nach Unterstützung suchte, gleichzeitig überwältigt und erleichtert war. Das Internet ist eine riesige Landschaft, doch in ihm verbirgt sich ein Schatz an Gemeinschaften, die Sie mit offenen Armen willkommen heißen. Online-Gruppen bieten Trost und Verständnis und schaffen einen Raum, in dem Sie Erfahrungen teilen, Rat suchen und sich mit anderen verbinden können, die Ihre Herausforderungen wirklich verstehen. Diese Plattformen werden zu Lebensadern, auf denen Eltern Tipps und Strategien in einer unterstützenden Umgebung austauschen. Sie sind nicht allein auf diesem Weg; andere gehen ähnliche Pfade und sind bereit, das Gelernte zu teilen und Ihre Geschichte zu hören.

Unter den beliebten Online-Selbsthilfegruppen hostet Facebook zahlreiche Communities, die sich speziell auf Autismusunterstützung konzentrieren. Diese Gruppen variieren in Größe und Schwerpunkt, einige bieten allgemeine Ratschläge, während andere sich auf spezifische Themen wie sensorische Verarbeitung oder Bildungsförderung konzentrieren. Auch Reddit beherbergt Communities, die sich der Elternschaft autistischer Kinder widmen, wobei die Anonymität offene und ehrliche Diskussionen über die Freuden und Herausforderungen des Lebens mit einem autistischen Kind ermöglicht. Diese Foren sind lebendige Ökosysteme, in denen Sie Fragen stellen, Erfolge teilen und aus der kollektiven Weisheit von Eltern weltweit lernen können.

Die Teilnahme an diesen Online-Diskussionen erfordert ein gewisses Feingefühl. Gehen Sie jede Unterhaltung mit Offenheit und Empathie an und bedenken Sie, dass die Erfahrungen jedes Elternteils einzigartig sind. Stellen Sie klare und prägnante Fragen und geben Sie Kontext, um hilfreiche Antworten zu erhalten. Ziehen Sie beim Antworten aus Ihren eigenen Erfahrungen und bieten Sie Einsichten ohne Vorurteile an. Dies fördert einen respektvollen Dialog, der allen Beteiligten zugutekommt. Viele Eltern berichten, wie diese Interaktionen Lösungen angeboten haben, die offline schwer fassbar schienen. Eine Mutter erzählte, wie sie in einem nächtlichen Chat mit anderen Mitgliedern eine Strategie entdeckte, die ihrem Kind zu einem besseren Schlaf verhalf. Solche Geschichten zeugen von der Kraft der Gemeinschaft und zeigen, dass wir auch in der digitalen Welt echte Unterstützung und Orientierung finden können.

11.4 Workshops und Seminare für Eltern

Die Teilnahme an Workshops und Seminaren kann für Eltern, die nach neuen Einblicken und Verbindungen suchen, ein echter Wendepunkt sein. Diese Veranstaltungen bieten eine Plattform, um die neuesten Strategien und Interventionen im Bereich der Autismusunterstützung kennenzulernen. Stellen Sie sich vor, Sie sitzen in einem Raum voller Eltern und Fachleute, die alle bereit sind, Wissen und Erfahrungen zu teilen. Es ist eine Gelegenheit, dem Alltag zu entfliehen und sich ganz dem Lernen zu widmen. Sie erhalten direkten Zugang zu Experten, die Fragen beantworten und Ratschläge geben können, die speziell auf die Bedürfnisse Ihres Kindes zugeschnitten sind. Diese persönliche Interaktion ermöglicht ein tieferes Verständnis des Materials, da Sie sich an Diskussionen beteiligen und in Echtzeit Fragen stellen können. Das Lernen geht über die Theorie hinaus – es geht um die praktische Anwendung.

Die richtigen Veranstaltungen zu finden, erfordert etwas Recherche. Suchen Sie nach renommierten Workshops und

Seminaren mit Fokus auf Autismus. Konferenzen über Autismusforschung und Innovationen sind ein hervorragender Ausgangspunkt, da sie führende Experten zusammenbringen, die ihre neuesten Erkenntnisse teilen. Lokale Seminare mit Gastrednern bieten oft eine intimere Atmosphäre und praktische Sitzungen, in denen Sie neue Techniken üben können. Diese Veranstaltungen sind nicht nur dazu gedacht, Informationen aufzunehmen, sondern auch zum Netzwerken. Der Austausch mit Rednern und anderen Teilnehmern kann Türen zu neuen Unterstützungssystemen und Freundschaften öffnen. Das Teilen von Erfahrungen mit anderen, die Ihre Herausforderungen verstehen, kann äußerst bestärkend sein.

Aktive Teilnahme ist der Schlüssel, um den Nutzen dieser Veranstaltungen zu maximieren. Sitzen Sie nicht nur da – machen Sie mit. Stellen Sie Fragen, beteiligen Sie sich an Diskussionen und nehmen Sie an interaktiven Sitzungen teil. Dieses Engagement hilft, Ihr Verständnis zu festigen, und gibt Ihnen die Sicherheit, neue Strategien zu Hause umzusetzen. Viele Eltern berichten, dass diese Veranstaltungen Katalysatoren für persönliches Wachstum und Lernen sind. Eine Mutter erzählte, wie ein Seminar zur sensorischen Integration ihren Ansatz für die Bedürfnisse ihres Kindes veränderte, was zu erheblichen Verbesserungen im Alltag führte. Diese Geschichten verdeutlichen den potenziellen Einfluss von Workshops und zeigen, dass das erworbene Wissen und die geknüpften Verbindungen langfristige Auswirkungen auf Sie und Ihr Kind haben können.

11.5 Zusammenarbeit mit Autismus-Advocacy-Organisationen

Die Welt des Autismus zu navigieren, kann wie eine gewaltige Aufgabe erscheinen, aber Sie müssen es nicht allein tun. Viele Organisationen setzen sich unermüdlich dafür ein, Familien und Betroffene zu unterstützen. Nationale Gruppen wie *Autism Speaks* und das *Autistic Self Advocacy Network* bieten Ressourcen, Interessenvertretung und Unterstützung mit dem Ziel, das Leben von Menschen im Autismus-Spektrum zu verbessern. Diese Organisationen konzentrieren sich auf unterschiedliche Aspekte von Autismus, von der Förderung von Forschung bis hin zur Stärkung von Akzeptanz. Lokale Gruppen bieten gemeindenahe Unterstützung und schaffen sichere Räume, in denen Eltern sich austauschen und Ressourcen teilen können. Durch die Zusammenarbeit mit diesen Organisationen erhalten Sie Zugang zu einem reichen Wissensschatz und einem unterstützenden Netzwerk.

Diese Advocacy-Gruppen spielen eine entscheidende Rolle bei der Förderung von Veränderungen, indem sie sich unermüdlich für bessere politische Rahmenbedingungen und ein höheres Bewusstsein einsetzen. Sie engagieren sich in Kampagnen, die auf Gesetzesänderungen drängen, und stellen sicher, dass die Stimmen autistischer Menschen und ihrer Familien auf politischer Ebene gehört werden. Initiativen zur öffentlichen Aufklärung zielen darauf ab, die Wahrnehmung von Autismus zu verändern und Akzeptanz und Verständnis in der Gesellschaft zu fördern. Diese Bemühungen tragen dazu bei, eine inklusivere Gemeinschaft aufzubauen, in der Neurodiversität gefeiert statt stigmatisiert wird. Indem Sie diese Initiativen unterstützen, tragen Sie zu einer breiteren Bewegung bei, die dauerhafte Veränderungen für kommende Generationen anstrebt.

Sich an Advocacy-Bemühungen zu beteiligen, kann unglaublich bereichernd sein. Überlegen Sie, ob Sie Ihre Zeit für Sensibilisierungskampagnen oder lokale Veranstaltungen spenden möchten. Spenden für Forschungs- und Unterstützungsinitiativen haben ebenfalls eine greifbare Wirkung, da sie Programme finanzieren, die autistischen Menschen und ihren Familien direkt zugutekommen. Erfolgsgeschichten zeigen, wie diese Organisationen politische Veränderungen bewirkt haben, die die Zugänglichkeit und Rechte autistischer Menschen verbessern. Erfahrungsberichte von Begünstigten unterstreichen den tiefgreifenden Unterschied, den

Advocacy-Programme in ihrem Leben machen, und bieten Hoffnung sowie spürbare Verbesserungen. Ihr Engagement, egal wie klein, kann dazu beitragen, diese Erfolge voranzutreiben und eine hellere Zukunft für alle zu schaffen

11.6 Übungen zur persönlichen Weiterentwicklung für Eltern

Als Eltern konzentrieren wir uns oft auf die Bedürfnisse unserer Kinder und vernachlässigen dabei unsere eigene persönliche Entwicklung. Doch die Förderung unseres eigenen Wachstums ist entscheidend, um effektiv zu erziehen und unser Wohlbefinden zu erhalten. Resilienz durch Selbstreflexion aufzubauen, ermöglicht es uns, Herausforderungen mit einem klaren Kopf zu begegnen. Gleichzeitig vertieft die Entwicklung von Empathie unsere Beziehungen zu unseren Kindern und anderen Menschen. Persönliche Weiterentwicklung bedeutet nicht nur, bessere Eltern zu werden; es geht auch darum, unsere eigenen Bedürfnisse und Emotionen besser zu verstehen. Mit Achtsamkeits- und Meditationsübungen können Sie ein Gefühl der Ruhe und Bewusstheit kultivieren, das in alle Aspekte Ihres Lebens einfließen kann. Schon wenige Minuten täglicher Stille und Atemfokussierung können Wunder für Ihre mentale Klarheit und emotionale Stabilität bewirken.

Tagebuchschreiben ist ein weiteres mächtiges Werkzeug zur Selbstentdeckung. Durch das Schreiben können Sie Ihre Gedanken und Gefühle erforschen und Muster oder Einsichten aufdecken, die sonst verborgen bleiben könnten. Schreibimpulse wie „Was bringt mir Freude?" oder „Wie gehe ich mit Stress um?" können Sie auf dem Weg zu einem tieferen Verständnis und zur Akzeptanz Ihrer selbst führen. Diese Übungen sind nicht nur introspektiv; sie fördern das persönliche Wachstum, indem sie Sie dazu anregen, über Ihre Erfahrungen nachzudenken und aus ihnen zu lernen. Regelmäßige Praxis kann Ihre emotionale Regulation stärken und Ihre Problemlösungsfähigkeiten verbessern, sodass Sie den Herausforderungen des Lebens mit mehr Selbstbewusstsein und Klarheit begegnen können.

Betrachten Sie die Geschichten von Eltern, die persönliche Weiterentwicklungsübungen angenommen und transformative Veränderungen erlebt haben. Eine Mutter, die ihre Reise zunächst skeptisch begann, stellte fest, dass Achtsamkeit ihr half, präsenter bei ihren Kindern zu sein, was ihre Geduld und ihr Verständnis erhöhte. Ein anderer Elternteil entdeckte durch das Tagebuchschreiben Muster in seinen Reaktionen auf Stress, was zu gesünderen Bewältigungsstrategien und verbesserten Familiendynamiken führte. Diese Berichte verdeutlichen die tiefgreifenden Auswirkungen persönlicher Weiterentwicklung – nicht nur zur Steigerung des individuellen Wohlbefindens, sondern auch zur Stärkung familiärer Beziehungen. Indem Sie sich auf diese Übungen einlassen, schaffen Sie eine harmonischere Umgebung zu Hause, in der sowohl Sie als auch Ihre Kinder gedeihen können.

11.7 Reflexionsfragen für ein tieferes Verständnis

Eines Abends, nach einem besonders herausfordernden Tag, saß ich in meinem ruhigen Wohnzimmer und begann nachzudenken. In diesen Momenten erkannte ich die Kraft, mir selbst durchdachte Fragen zu stellen. Reflexion bedeutet nicht nur, über Dinge nachzudenken; es geht darum, tiefer in die Gründe einzutauchen, warum wir fühlen und handeln, wie wir es tun. Indem wir persönliche Vorurteile und Annahmen identifizieren, gewinnen wir Klarheit über unsere Motivationen und Emotionen. Dieses Selbstbewusstsein hilft uns zu erkennen, wo wir stehen und wo wir Anpassungen vornehmen könnten. Für Eltern kann diese Reflexion transformierend sein, da sie Einblicke in unseren Umgang mit Erziehung und Beziehungen bietet.

Überlegen Sie sich Fragen wie: Wie reagiere ich auf Stress, und warum? Was sind meine Kernwerte, und wie beeinflussen sie meine Erziehung? Diese Impulse regen zum tiefen Nachdenken über unser Handeln und dessen Ursachen an. Bei der Erforschung solcher Fragen können wir verborgene Muster oder Motivationen entdecken, die unsere Interaktionen mit unseren Kindern prägen. Dieser Prozess bereichert nicht nur unser Verständnis, sondern fördert auch unsere Empathie gegenüber anderen, sodass wir Situationen mit mehr Mitgefühl angehen können. Mit einer klareren Vorstellung von unseren persönlichen und elterlichen Zielen treffen wir Entscheidungen, die mit unserem wahren Selbst übereinstimmen, und fördern so eine harmonischere Umgebung zu Hause.

Reflexive Praktiken haben sich für viele Eltern als äußerst wertvoll erwiesen. Ein Vater teilte mit, wie er durch regelmäßige Reflexion erkannte, dass er oft aus Angst statt mit Vernunft reagierte. Dieses Bewusstsein veranlasste ihn, seinen Ansatz zu ändern, was zu stärkeren Familienbindungen führte. Eine andere Mutter entdeckte, dass sie sich durch die Ausrichtung ihrer Handlungen an ihren Kernwerten authentischer fühlte und eine tiefere Verbindung zu ihren Kindern erlebte. Diese persönlichen Erzählungen unterstreichen die tiefgreifende Wirkung von Reflexion. Sie zeigen, wie Introspektion zu stärkeren Beziehungen und persönlichem Wachstum führen kann, und bieten einen Weg zu einem erfüllteren Familienleben.

11.8 Schreibanregungen für persönliche Einsichten

Es gibt etwas Einzigartiges und Kraftvolles im Akt des Tagebuchschreibens. Es ist ein stiller Moment, in dem

Sie Ihre Gedanken und Gefühle auf Papier bringen können, um das komplexe Geflecht von Emotionen, das oft mit dem Elternsein einhergeht, zu entwirren. Schreiben erlaubt es Ihnen, Muster in Ihrem Verhalten und Denken zu entdecken und hilft dabei, Emotionen und Erfahrungen zu klären, die sonst diffus bleiben könnten. Mit der Zeit wird ein Tagebuch zu einem lebendigen Dokument persönlicher Entwicklung, das Meilensteine und Herausforderungen festhält, die Ihren Weg als Elternteil prägen. Durch diesen Prozess schaffen Sie Raum für Reflexion und Verständnis, was Ihnen Einsichten bietet, die Ihre Handlungen und Entscheidungen leiten.

Um diese Erkundung zu fördern, überlegen Sie sich Schreibanregungen, die sich auf Ihre Erziehungserfahrungen und Ihre persönliche Identität konzentrieren. Reflektieren Sie über eine kürzlich erlebte Herausforderung und wie Sie damit umgegangen sind, untersuchen Sie die dabei aufkommenden Emotionen und die daraus gezogenen Lehren. Denken Sie über drei Dinge nach, für die Sie heute dankbar sind, um den Fokus auf Positivität und Wertschätzung zu lenken. Diese Anregungen ermutigen Sie dazu, einen Schritt zurückzutreten und

Ihr Leben aus einer breiteren Perspektive zu betrachten, die Verbundenheit Ihrer Handlungen und Gefühle zu erkennen. Diese Praxis ist nicht nur eine Dokumentation von Ereignissen; sie dient dazu, sich auf einer tieferen Ebene mit ihnen auseinanderzusetzen und Selbstbewusstsein sowie emotionale Intelligenz zu fördern.

Das Führen eines Tagebuchs bietet zahlreiche Vorteile, indem es Stress abbaut und emotionale Entlastung schafft. Während Sie Ihre Gedanken ausdrücken, können Sie Klarheit und Frieden finden, die mentale Last erleichtern, die Sie tragen. Regelmäßiges Tagebuchschreiben erlaubt es Ihnen außerdem, persönliche Erfolge zu erkennen und bietet eine greifbare Erinnerung an Ihre Resilienz und Fortschritte. Eltern, die das Tagebuchschreiben angenommen haben, berichten oft davon, durch das Schreiben Trost und neue Perspektiven gefunden zu haben. Eine Mutter beschrieb, wie ihr das Tagebuchschreiben während einer besonders schwierigen Zeit half, ihre Emotionen zu verarbeiten, was letztlich zu einem neuen Gefühl von Ruhe und Klarheit führte. Ein anderer Elternteil stellte fest, dass das Erkunden seiner Gedanken auf Papier zugrunde liegende Ängste und Hoffnungen offenbarte und einen klareren Weg nach vorne aufzeigte.

11.9 Interaktive Werkzeuge für die Familienbindung

Interaktive Werkzeuge haben die bemerkenswerte Fähigkeit, Familien näher zusammenzubringen und als Brücken zu fungieren, die Kommunikation und Zusammenarbeit fördern. Spiele und Aktivitäten können Familiendynamiken transformieren, indem sie gemeinsame Erfahrungen und Erinnerungen schaffen. Diese Momente des Spiels sind nicht nur unterhaltsam; sie bieten Gelegenheiten, sich zu verbinden, zu lernen und gemeinsam zu wachsen. Wenn Familien sich auf Aktivitäten einlassen, die Teamarbeit und Zusammenarbeit erfordern, entwickeln sie auf natürliche Weise stärkere Bindungen. Diese gemeinsame Reise des Entdeckens und Genießens stärkt Beziehungen und legt den Grundstein für ein unterstützendes und harmonisches Zuhause. Durch die Integration dieser Werkzeuge in Ihre Familienroutine schaffen Sie einen Raum, in dem jeder beitragen und sich geschätzt fühlen kann.

Es gibt zahlreiche interaktive Werkzeuge, die die Familienbindung fördern können. Familienspiele, wie Brettspiele, sind zeitlose Klassiker, die Teamarbeit und strategisches Denken fördern. Spiele wie „Codenames" oder „Zug um Zug" unterhalten nicht nur, sondern erfordern auch Zusammenarbeit, was Kommunikations- und Problemlösungsfähigkeiten stärkt. Digitale Apps, die für gemeinsame Familienaktivitäten entwickelt wurden, bieten moderne Alternativen, die Technologie mit Spiel verbinden. Apps wie „Heads Up!" oder „Kahoot!" ermöglichen interaktive Erlebnisse, die alle Familienmitglieder – von kleinen Kindern bis zu Großeltern – ansprechen. Indem Sie Spiele und Apps auswählen, die unterschiedlichen Interessen und Fähigkeiten gerecht werden, stellen Sie sicher, dass alle teilnehmen und das Erlebnis genießen können.

Die Integration dieser Werkzeuge in die Familienzeit erfordert Absicht und Planung. Planen Sie feste Zeiten für Familienaktivitäten ein, um eine regelmäßige Routine zu schaffen, auf die sich alle freuen können. Ob ein wöchentlicher Spieleabend oder ein Sonntagnachmittag, an dem eine neue App ausprobiert wird – Konsistenz ist der Schlüssel, um dauerhafte

Familientraditionen aufzubauen. Ermutigen Sie jedes Familienmitglied, abwechselnd Aktivitäten auszuwählen, damit alle eine Stimme haben und ihre Interessen teilen können. Diese Inklusivität stärkt nicht nur die Bindungen, sondern fördert auch ein Gefühl der Zugehörigkeit und des gegenseitigen Respekts innerhalb der Familie. Während Sie diese Werkzeuge erkunden, werden Sie feststellen, dass die gemeinsam geschaffenen Erinnerungen und Verbindungen die wahren Schätze des Familienlebens sind.

Ein Vermächtnis der Akzeptanz und des Verständnisses schaffen

Akzeptanz in unseren Gemeinschaften zu fördern, ist mehr als nur ein edles Ziel; es ist ein Geschenk, das wir zukünftigen Generationen machen. Wenn wir andere über Neurodiversität aufklären, legen wir den Grundstein für eine Welt, in der Unterschiede gefeiert und nicht nur toleriert werden. Dies beginnt zu Hause, wo inklusives Verhalten Kindern zeigt, dass jeder Respekt und Verständnis verdient. Kinder lernen durch Beobachtung, und wenn Sie Unterschiede mit Neugier und Empathie angehen, spiegeln sie diese Akzeptanz in ihren Interaktionen wider. Gespräche über Neurodiversität können in den Alltag integriert werden und nachdenkliche Diskussionen anregen, die Stereotypen hinterfragen und Perspektiven erweitern.

Um Akzeptanz über Ihren unmittelbaren Kreis hinaus zu fördern, ziehen Sie in Betracht, Bildungs- oder Workshop-Veranstaltungen zu organisieren. Solche Treffen können als kraftvolle Plattformen dienen, um Wissen zu teilen und den Dialog zu fördern. Laden Sie Redner ein, die unterschiedliche Perspektiven bieten, oder arbeiten Sie mit lokalen Schulen zusammen, um Programme zu integrieren, die die Stärken und Herausforderungen neurodiverser Menschen hervorheben. Persönliche Geschichten zu teilen, ist eine weitere tiefgreifende Möglichkeit, das Bewusstsein zu schärfen. Wenn Sie Ihre Erfahrungen offenlegen, machen Sie das Abstrakte greifbar und ermöglichen anderen, eine persönliche Verbindung herzustellen. Dieses Geschichtenerzählen kann Empathie und Verständnis inspirieren, Barrieren abbauen und andere ermutigen, die Welt durch eine mitfühlendere Linse zu sehen.

Schlusswort

Als wir das Ende unserer gemeinsamen Reise erreichen, lassen Sie uns die zentralen Themen und Einsichten noch einmal betrachten, die den Kern dieses Buches bilden. Wir haben die reiche und vielfältige Welt der Neurodiversität erkundet und die einzigartigen Stärken und Perspektiven anerkannt, die autistische Kinder in die Welt einbringen. Das Verstehen dieser Unterschiede ist der erste Schritt, um eine akzeptierende und unterstützende Umgebung für Ihr Kind zu schaffen.

Die Kommunikation war ein zentrales Thema, mit Strategien, die visuelle Hilfsmittel, soziale Geschichten und nonverbale Signale nutzen, um stärkere Verbindungen aufzubauen. Wir haben uns mit praktischen Erziehungsstrategien befasst und die Bedeutung strukturierter Routinen, sensorfreundlicher Umgebungen und der Kraft positiver Verstärkung hervorgehoben. Jedes Kapitel wurde sorgfältig gestaltet, um Ihnen umsetzbare Einsichten zur Unterstützung der emotionalen und sozialen Entwicklung Ihres Kindes zu vermitteln und Sie zu befähigen, innerhalb des Schulsystems und darüber hinaus effektiv für Ihr Kind einzutreten.

Unsere Diskussionen über den Umgang mit Verhaltensherausforderungen haben maßgeschneiderte Strategien zur Bewältigung von Meltdowns und zur

Erstellung individueller Unterstützungspläne beleuchtet. Familiendynamik und Selbstfürsorge waren ebenfalls zentrale Themen, wobei die Bedeutung konsistenter Co-Elternschaft, Stressbewältigung und der unschätzbaren Rolle von Geschwistern in der Schaffung einer unterstützenden häuslichen Umgebung betont wurde.

Langfristige Planung, mit einem Schwerpunkt auf der Förderung von Unabhängigkeit und dem Erlernen von Lebenskompetenzen, wurde als entscheidender Aspekt der Vorbereitung Ihres Kindes auf das Erwachsenenalter hervorgehoben. Die in diesem Buch bereitgestellten Ressourcen dienen als Werkzeugkasten, der Sie auf Ihrer Reise unterstützt und Inspiration bietet.

Die Vision dieses Buches ist klar: Sie mit den Werkzeugen und dem Wissen auszustatten, die erforderlich sind, um Ihr autistisches Kind in einer liebevollen und unterstützenden Umgebung zu fördern. Jede Strategie und jede Geschichte zielt darauf ab, Vertrauen und Kompetenz zu inspirieren, während Sie diesen Weg beschreiten. Die zentrale Erkenntnis ist einfach, aber tiefgreifend: Die Akzeptanz von Neurodiversität, der Einsatz effektiver Kommunikationswerkzeuge und die Förderung von Unabhängigkeit können Ihre Beziehung zu Ihrem Kind nachhaltig verändern.

Nun ist es an der Zeit, aktiv zu werden. Wenden Sie diese Strategien in Ihrem täglichen Leben an. Seien Sie ein aktiver Teilnehmer an der Entwicklung Ihres Kindes und nutzen Sie die unterstützenden Gemeinschaften und Ressourcen, die es gibt. Kontinuierliches Lernen ist entscheidend—bleiben Sie über neue Forschungsergebnisse und Praktiken informiert, die Ihr Verständnis und Ihre Unterstützung verbessern können.

Der Aufbau einer unterstützenden Gemeinschaft ist nicht nur vorteilhaft, sondern essenziell. Vernetzen Sie sich mit anderen Eltern, Fachleuten und Interessenvertretungen. Dadurch stärken Sie ein Netzwerk, das Ihnen Halt und Ermutigung bietet. Reflektieren Sie Ihre Reise mit Ihrem Kind, indem Sie die bereitgestellten Werkzeuge und Übungen nutzen, um persönliches Wachstum und eine tiefere Verbindung zu fördern.

Ich möchte meine aufrichtige Dankbarkeit für Ihr Engagement und Ihre Hingabe ausdrücken, Ihr Kind zu verstehen und zu unterstützen. Dieses Buch ist ein Begleiter auf Ihrer Reise, bereit, Sie zu leiten und zu beruhigen, wann immer Sie es brauchen. Sie haben einen bemerkenswerten Schritt in Richtung Empowerment durch Wissen und Gemeinschaft gemacht. Mit den richtigen Werkzeugen und der richtigen Unterstützung können Sie eine Umgebung schaffen, in der Ihr autistisches Kind gedeiht—eine

Umgebung, die von Liebe, Akzeptanz und unendlichen Möglichkeiten geprägt ist.

Vielen Dank, dass ich ein Teil Ihrer Reise sein durfte. Denken Sie daran, dass Sie nicht allein sind. Sie sind Teil einer Gemeinschaft, die jedes Kind wertschätzt und jede einzigartige Reise feiert. Bleiben Sie neugierig, bleiben Sie verbunden und glauben Sie weiterhin an das wunderbare Potenzial, das in der Welt Ihres Kindes liegt.

Weiterführende Literatur und Links

Autismus als Kontextblindheit

Autor: Peter Vermeulen

Beschreibung: Untersucht das Konzept der Kontextblindheit als häufiges Merkmal von Autismus und bietet Einblicke in die einzigartige Informationsverarbeitung des autistischen Gehirns.

Link: Peter Vermeulen's Publications

Autismus verstehen und verändern: Am Leben teilnehmen mit dem Davis-Autismus-Ansatz

Autoren: Abigail Marshall, Ronald D. Davis

Beschreibung: Stellt den Davis-Autismus-Ansatz vor und bietet praktische Strategien, um Autismus besser zu verstehen und ein unterstützendes Umfeld zu schaffen.

Link: Dyslexia.com

Autismus

Herausgeber: Sven Bölte, Inge Kamp-Becker

Beschreibung: Ein umfassendes Werk über Autismus-Spektrum-Störungen, das Symptome, Diagnosemethoden, Ursachen und therapeutische Ansätze abdeckt.

Link: Galaxus.ch - Autismus

Autismus-Spektrum-Störungen bei Erwachsenen

Autoren: Jens Jürgen Clausen, Andreas Riedel

Beschreibung: Fokus auf Autismus bei Erwachsenen mit Einblicken in genaue Diagnosen und effektive Unterstützungsstrategien.

Link: Galaxus.ch - Autism Spectrum Disorders in Adults

Grundwissen Autismus und komplexe Beeinträchtigungen

Beschreibung: Ein Lehrbuch, das Autismus und damit verbundene Lernschwierigkeiten oder komplexe Beeinträchtigungen abdeckt, mit dem Ziel, ein breites Spektrum von Menschen im Autismus-Spektrum zu unterstützen.

Link: Galaxus.de

Sensory Issues and Autism - The Ultimate Guide
https://nevadaautism.com/sensory-issues-and-autism/

The Importance of Neurodiversity in Schools - EAV
https://bit.ly/4fIdF9b

Top 5 autism tips: managing sensory differences
https://bit.ly/4flDrAp

Turning Special Interests into a Career: Horticulture and Autism   https://bit.ly/4oBXt57

The Benefits of Visual Supports for Children with Autism
https://bit.ly/4frSboM

Social Stories for Autistic Children – The Ultimate Guide
https://bit.ly/3O14N2L

Autistic speech & nonverbal communication differences
https://bit.ly/3YIvVZ5

How Autistic Individuals Can Improve Active Listening Skills   https://bit.ly/3O6Kukt

Why is Routine so Important to People with Autism & ASD? https://bit.ly/4oBXHJv

9 Sensory-Friendly Home Modifications for Autism https://bit.ly/4hKAtHm

Helpful Strategies to Promote Positive Behavior https://bit.ly/4eo1f5h

Floortime Play Therapy for Children With Autism https://bit.ly/4oJLIJQ

Helping Our Children Build a Strong Emotional Vocabulary https://bit.ly/4fIFLRO

Teaching Empathy Skills to Children With Autism - PMC https://pmc.ncbi.nlm.nih.gov/articles/PMC2649842/

5 Ways to Improve Social Skills for Autistic Children https://bit.ly/4fL0BQx

Bullying and Children with Autism: How to Help Your Child https://bit.ly/4fL0FQh

Guide to Individualized Education Programs (IEP) https://bit.ly/4hLmBfG

Strategies for Effective Teacher-Parent Communication https://bit.ly/3UM0FY8

Life Journey through Autism: Navigating the Special ... - ERIC https://bit.ly/3UM3gRW

A Parent's Guide to Autism
https://www.autismspeaks.org/tool-kit/parents-guide-autism

Meltdowns - a guide for all audiences
https://www.autism.org.uk/advice-and-guidance/topics/behaviour/meltdowns/all-audiences

Positive Behavior Supports in an Autism Classroom
https://matthewreardon.org/wp-content/uploads/2019/07/2017ValeriePositiveBehaviorSupports.pdf

Challenging Behaviors Tool Kit
https://www.autismspeaks.org/tool-kit/challenging-behaviors-tool-kit

Meltdowns & Calming Techniques in Autism
https://autism.org/meltdowns-calming-techniques-in-autism/

The Impact of Autism on Siblings
https://paautism.org/resource/the-impact-of-autism-on-siblings/

10 Tips for Co-Parenting a Child with Autism - Double Care ABA https://bit.ly/3O5IIQy

10 Inclusive Family Activities for Children with Autism
https://www.playwork.me/post/autism-activities

Story-Based Book to Help Children Handle Transitions, Social Interactions, and Overwhelming Sensory Experiences Amazon by Tiina Hoddy https://bit.ly/3YQMSkq

How Parents and Caregivers of Kids with Autism Cope ... https://learnbehavioral.com/blog/how-parents-and-caregivers-of-kids-with-autism-cope-with-stress

Nurturing the Caregiver: A Guide to Self-Care for Parents of ... https://propelautism.com/nurturing-the-caregiver/

Family stress management & autistic kids | Raising Children ... https://bit.ly/4fFyrX5

The Importance of Support Groups https://special-learning.com/the-importance-of-support-groups/

Finding Balance as a Parent of a Child with Autism https://riseupforautism.com/blog/parents-of-children-with-autism-finding-balance

Ten Ways to Build Independence https://www.autismspeaks.org/tool-kit-excerpt/ten-ways-build-independence

Project SEARCH | A.J. Drexel Autism Institute https://drexel.edu/autisminstitute/community-projects/Transition-Pathways/Project-SEARCH/

How to Build Self-Advocacy Skills in Your Autistic Child
https://www.gershacademy.org/blog/how-to-build-self-advocacy-skills-in-your-autistic-child

What are the treatments for autism? | NICHD
https://www.nichd.nih.gov/health/topics/autism/conditioninfo/treatments

Books every parent of an autistic child should read in 2023 https://beaminghealth.com/article/books-every-parent-of-an-autistic-child-should-read-in-2023

Autism Speaks: Autism support, resources & advocacy
https://www.autismspeaks.org/

Finding Your Community - Autism Speaks
https://www.autismspeaks.org/finding-your-community#:~:text=MyAutismTeam%20is%20a%20social%20network,(23%20Years%20Old%20%26%20Older)

10 Digital Tools That Can Help Your Special Needs Child
https://www.autismparentingmagazine.com/digital-tools-can-help-special-needs-child/

www.ingramcontent.com/pod-product-compliance
Lightning Source LLC
Chambersburg PA
CBHW052025070526
44584CB00016B/1902